Tout savoir

pour être

Infirmier

en Oncologie

Le Guide Complet

ALEXANDRE CAREWELL

Table des matières

« *Chaque patient est un univers unique, et en Oncologie, notre mission est de naviguer à ses côtés, transformant les obstacles en espoir.* »

Chapitre 1:
INTRODUCTION À L'ONCOLOGIE

Historique et évolution de l'oncologie

L'oncologie, telle que nous la connaissons aujourd'hui, est le fruit d'une évolution séculaire de découvertes, d'expérimentations et d'avancées technologiques. Mais, avant de plonger dans cette riche histoire, remontons au temps des anciennes civilisations.

C'est en Égypte ancienne, il y a plus de 3000 ans, que l'on trouve la première mention écrite d'un cancer, inscrite sur un papyrus. À cette époque, cette maladie était encore méconnue, voilée de mystères et souvent associée à des superstitions. Les traitements, rudimentaires, se basaient principalement sur la chirurgie, sans réelle compréhension de la nature de la maladie.

Au fil des siècles, le cancer, du latin "crabe" — un nom attribué par le médecin grec Hippocrate pour décrire la manière dont la maladie se propageait en étoile dans le corps —, est resté une énigme pour la plupart des médecins et chercheurs. Galien, un autre médecin grec, popularisa le terme "tumeur" pour décrire les excroissances anormales observées chez certains patients.

Ce n'est qu'au 19ème siècle, avec l'avènement du microscope, que les scientifiques ont commencé à comprendre la véritable nature cellulaire du cancer. C'est à ce moment-là que les cellules cancéreuses ont été identifiées pour la première fois. Cette découverte a ouvert la porte à une ère nouvelle de recherche et de compréhension.

Avec l'arrivée du 20ème siècle, l'oncologie a progressivement pris forme en tant que spécialité médicale. La chirurgie est restée au cœur du traitement, mais d'autres modalités, comme la radiothérapie, ont vu le jour grâce à la découverte des rayons X. Les années 1940 ont marqué l'émergence de la chimiothérapie, offrant ainsi une autre arme dans l'arsenal contre le cancer.

L'ère moderne de l'oncologie est caractérisée par une approche multidisciplinaire. Les avancées en génétique et en biologie moléculaire ont ouvert la voie à des thérapies ciblées, permettant de traiter certains cancers avec une précision inédite. Aujourd'hui, l'immunothérapie, qui utilise le propre système immunitaire du patient pour combattre le cancer, incarne l'innovation et l'espoir pour de nombreux patients et professionnels de santé.

L'histoire de l'oncologie est celle d'une quête inlassable de la compréhension et du traitement d'une des maladies les plus complexes de l'histoire humaine. C'est un témoignage du triomphe de la curiosité, de la persévérance et de l'innovation scientifique face aux défis médicaux.

L'importance
du rôle infirmier en oncologie

L'oncologie est une spécialité médicale exigeante et en constante évolution, centrée sur la prise en charge des patients atteints de cancer. Au cœur de cette dynamique se trouve l'infirmier en oncologie, dont le rôle va bien au-delà de l'administration des soins. Sa place est essentielle à la fois dans le processus de guérison du patient et dans la mécanique d'une équipe médicale soudée.

Pour commencer, la complexité de la prise en charge oncologique nécessite une approche globale. Les patients cancéreux font souvent face à une multiplicité de symptômes, à la fois du fait de la maladie elle-même et des effets secondaires des traitements. L'infirmier est souvent le premier interlocuteur du patient, jouant un rôle d'observateur attentif, capable de détecter tout changement de symptômes, de moral ou d'état général.

L'éducation thérapeutique est également un volet crucial de la profession. Les patients et leurs proches ont besoin d'être informés des traitements, de leurs effets secondaires, des démarches à suivre à domicile, des signes d'alerte à surveiller... C'est là qu'intervient l'infirmier, faisant preuve de pédagogie et d'empathie, armant ses patients des connaissances nécessaires pour être acteurs de leur guérison.

Par ailleurs, l'aspect psychologique ne peut être négligé. Face à un diagnostic de cancer, nombreux sont ceux qui ressentent de l'angoisse, de la peur, voire de la détresse. L'infirmier en oncologie, par sa proximité et sa disponibilité, offre une oreille attentive et un soutien émotionnel, devenant souvent un pilier pour le patient et sa famille.

Au sein de l'équipe médicale, l'infirmier joue un rôle de coordinateur. Il assure la liaison entre les médecins, les pharmaciens, les autres professionnels de santé et le patient. Son expertise et son expérience permettent de garantir la cohésion et l'efficacité du processus de soins.

Enfin, avec les avancées constantes en matière de traitements oncologiques, la profession d'infirmier nécessite une mise à jour régulière des connaissances. Que ce soit à travers des formations continues, des séminaires ou des échanges avec des experts, l'infirmier en oncologie est engagé dans une démarche d'apprentissage constant pour offrir les meilleurs soins possibles.

L'infirmier en oncologie n'est pas seulement un exécutant des ordonnances médicales; il est un acteur clé du parcours de soins, un allié pour le patient, un coordonnateur pour l'équipe médicale et un ambassadeur de l'innovation en matière de soins oncologiques. Sa présence et son dévouement sont des atouts majeurs dans la lutte contre le cancer.

Différences et similitudes entre l'oncologie et d'autres spécialités

L'oncologie, en se consacrant à la prévention, au diagnostic, au traitement et à la recherche des cancers, se distingue et partage aussi certaines caractéristiques avec d'autres spécialités médicales. Voici une exploration de ses différences et similitudes par rapport à d'autres domaines :

Différences :
- **Complexité émotionnelle**: L'oncologie traite d'une maladie qui évoque souvent la peur, l'incertitude et, dans de nombreux cas, un pronostic sérieux. Cela peut entraîner un niveau d'implication émotionnelle plus profond par rapport à d'autres spécialités.
- **Interdisciplinarité**: Bien que d'autres spécialités fonctionnent en équipes, l'oncologie nécessite une collaboration encore plus étroite entre divers professionnels de la santé - chirurgiens, radiologues, pathologistes, spécialistes de la douleur, psychologues, et bien sûr, infirmiers en oncologie.
- **Rapidité des évolutions**: La recherche sur le cancer progresse à une vitesse fulgurante, ce qui signifie que les protocoles et les traitements évoluent rapidement. Cette dynamique peut être moins prononcée dans d'autres spécialités.
- **Pluripathologie**: Les patients en oncologie peuvent présenter plusieurs types de pathologies

simultanément, notamment en raison des effets secondaires des traitements.

Similitudes :
- **Approche centrée sur le patient**: Comme dans d'autres spécialités, l'oncologie vise à offrir des soins centrés sur le patient, en tenant compte de ses besoins, de ses préférences et de sa situation personnelle.
- **Recherche et innovation**: Bien que l'oncologie soit à la pointe de la recherche médicale, d'autres spécialités, comme la cardiologie ou la neurologie, poursuivent également des innovations importantes.
- **Éducation thérapeutique**: Tout comme en oncologie, d'autres domaines tels que le diabétologie ou la rhumatologie, insistent sur l'importance d'éduquer les patients sur leur condition, les traitements disponibles et les mesures de prévention.
- **Suivi à long terme**: De nombreuses spécialités, notamment les maladies chroniques comme l'endocrinologie ou la néphrologie, nécessitent un suivi régulier et à long terme des patients, tout comme l'oncologie, surtout dans le cadre de la surveillance post-traitement.

Bien que l'oncologie possède des caractéristiques uniques en raison de la nature complexe du cancer, elle partage également de nombreux aspects communs avec d'autres spécialités médicales. Ces similitudes et différences reflètent la richesse et la diversité de la médecine, où chaque domaine apporte sa propre perspective et expertise pour améliorer la santé et le bien-être des patients.

Chapitre 2:
LA BIOLOGIE DU CANCER

Comprendre la cellule cancéreuse

La cellule cancéreuse, souvent évoquée dans la littérature médicale comme "cellule maligne", est une cellule qui a subi une transformation lui permettant de se multiplier de manière incontrôlée et éventuellement d'envahir d'autres tissus. Pour comprendre cette transformation, il est essentiel d'explorer ce qui différencie la cellule cancéreuse de sa contrepartie normale.

- Origine de la cellule cancéreuse :
  - Toutes les cellules cancéreuses dérivent d'une cellule normale qui a subi une série de mutations génétiques. Ces mutations peuvent être causées par divers facteurs, tels que les radiations, certains produits chimiques, les infections par certains virus, ou même des facteurs héréditaires.
- Multiplication incontrôlée :
  - Contrairement aux cellules normales qui suivent un cycle de vie bien régulé – naissance, croissance, division et mort – les cellules cancéreuses ignorent les signaux qui normalement régulent ce cycle. Elles se divisent donc continuellement et de manière désordonnée.
- Évasion de l'apoptose :
  - L'apoptose est le processus programmé de mort cellulaire. Les cellules cancéreuses ont souvent développé des mécanismes pour échapper à cette mort programmée, ce qui contribue à leur prolifération.

- Angiogenèse :
  - Les tumeurs ont besoin de nutriments pour croître. Les cellules cancéreuses ont la capacité de stimuler la formation de nouveaux vaisseaux sanguins pour assurer leur approvisionnement en oxygène et en nutriments, un processus connu sous le nom d'angiogenèse.
- Invasion et métastase :
  - Contrairement aux cellules normales qui restent dans leur lieu d'origine, les cellules cancéreuses peuvent envahir les tissus voisins et se déplacer vers d'autres parties du corps via le sang ou le système lymphatique, créant des tumeurs secondaires, ou métastases.
- Altération du microenvironnement :
  - Les cellules cancéreuses modifient leur environnement immédiat, créant un microenvironnement qui soutient leur croissance et leur résistance aux traitements.
- Évasion du système immunitaire :
  - Normalement, notre système immunitaire reconnaît et détruit les cellules anormales. Cependant, les cellules cancéreuses développent des stratégies pour échapper à cette surveillance, permettant ainsi leur prolifération.
- Instabilité génomique :
  - Les cellules cancéreuses présentent souvent une instabilité génomique, ce qui signifie qu'elles accumulent rapidement de nouvelles mutations. Cela peut accélérer leur croissance, mais aussi les rendre plus résistantes aux traitements.

En conclusion, la cellule cancéreuse est un adversaire redoutable, complexe dans sa biologie et sa capacité à évoluer. Toutefois, avec chaque découverte sur son fonctionnement, la science médicale avance vers des traitements plus ciblés et efficaces, offrant l'espoir d'une meilleure prise en charge du cancer à l'avenir.

Les différentes formes de cancer

Le cancer n'est pas une maladie unique, mais un ensemble de maladies caractérisées par la croissance incontrôlée de cellules. Ces cellules peuvent envahir les tissus voisins et se propager à d'autres parties du corps. Les cancers sont généralement nommés d'après l'organe ou le type de cellule où ils commencent à se développer. Voici une liste non exhaustive des différentes formes de cancer :

- Cancers de l'appareil digestif:
  - Cancer de l'œsophage
  - Cancer de l'estomac
  - Cancer du côlon ou du rectum (cancer colorectal)
  - Cancer du foie
  - Cancer du pancréas
- Cancers du système respiratoire:
  - Cancer du poumon
  - **Cancer de la plèvre** (souvent lié à l'amiante)
- Cancers du système urinaire:
  - Cancer de la vessie
  - Cancer du rein
- Cancers du système reproducteur:
  - Cancer de la prostate (chez l'homme)
  - Cancer du col de l'utérus (chez la femme)
  - Cancer de l'endomètre (cancer de l'utérus)
  - Cancer des ovaires
  - Cancer des testicules
- Cancers du système lymphatique et sanguin:
  - **Leucémies** (cancers des cellules sanguines)
  - **Lymphomes** (cancers des ganglions lymphatiques)

- **Myélome** (cancer des plasmocytes dans la moelle osseuse)
- Cancers du système nerveux:
  - **Gliomes** (cancers du cerveau et de la moelle épinière)
- Cancers de la peau:
  - Carcinome basocellulaire et carcinome spinocellulaire (cancers non mélanomes)
  - **Mélanome** (un cancer plus agressif lié aux mélanocytes)
- Cancers des glandes:
  - Cancer de la thyroïde
  - Cancer des glandes surrénales
  - Cancer du parathyroïde
- Cancers du sein:
  - Bien que majoritairement diagnostiqué chez les femmes, le cancer du sein peut également toucher les hommes.
- Cancers de la tête et du cou:
- Cela englobe plusieurs types de cancers qui se développent dans la bouche, le pharynx, le larynx, les sinus nasaux et la thyroïde.
- Sarcomes:
- Ce sont des cancers des tissus mous (comme les muscles, les tendons, la graisse) ou des os.
- Cancers pédiatriques:
- Certains cancers sont spécifiques à l'enfance, comme le **neuroblastome**, le **rétinoblastome** ou le **sarcome d'Ewing**.

Il est essentiel de noter que chaque cancer possède ses propres caractéristiques, traitements et pronostics. De plus, avec les avancées de la médecine, de nouveaux sous-types de cancers sont régulièrement identifiés, et les traitements deviennent de plus en plus ciblés et personnalisés.

Génétique et facteurs de risque

La compréhension du cancer a fait d'immenses progrès au cours des dernières décennies, notamment grâce à la découverte du rôle clé de la génétique et de ses interactions avec divers facteurs de risque.

1. La génétique du cancer :
   - **Mutations somatiques** : Ces mutations apparaissent dans une seule cellule après la naissance et sont généralement dues à des facteurs environnementaux ou à des erreurs qui surviennent lorsque la cellule copie son ADN avant de se diviser. Elles ne sont pas héritées ni transmises aux descendants.
   - **Mutations germinales** : Ces mutations sont présentes dès la naissance et se trouvent dans chaque cellule du corps. Elles sont héritées d'un parent et peuvent augmenter le risque de développer certains types de cancer.
2. Gènes de susceptibilité au cancer :
   - Certains gènes, lorsqu'ils sont mutés, augmentent considérablement le risque de développer un cancer. Les exemples les plus connus sont **BRCA1** et **BRCA2**, qui sont associés à un risque accru de cancer du sein et des ovaires.
3. Facteurs de risque :
Outre la génétique, de nombreux facteurs peuvent augmenter le risque de cancer. Ils peuvent être classés en plusieurs catégories :
   - Facteurs environnementaux et comportementaux :
     - **Tabagisme** : Principal facteur de risque pour le cancer du poumon, mais également pour d'autres types de cancer.
     - **Alcool** : Peut augmenter le risque de plusieurs cancers, notamment celui du foie, de la bouche, de la gorge et de l'œsophage.

- **Exposition au soleil et rayonnements UV** : Principaux responsables des cancers de la peau.
- **Alimentation** : Une alimentation déséquilibrée peut augmenter le risque de certains cancers, tandis qu'une alimentation riche en fruits et légumes peut avoir un effet protecteur.
- **Facteurs infectieux** : Certains agents pathogènes peuvent augmenter le risque de cancer.
  - **Virus du papillome humain (VPH)** : Associé au cancer du col de l'utérus.
  - **Virus de l'hépatite B et C** : Associés au cancer du foie.
  - **Helicobacter pylori** : Peut augmenter le risque de cancer de l'estomac.
- Facteurs hormonaux et physiologiques :
  - Les déséquilibres hormonaux ou une exposition prolongée à certaines hormones peuvent augmenter le risque de certains cancers, comme le cancer du sein ou de la prostate.
- Facteurs professionnels et environnementaux :
  - Expositions professionnelles à certaines substances, comme l'amiante ou certaines peintures, peuvent augmenter le risque de cancers spécifiques.
  - La pollution atmosphérique a également été associée à un risque accru de certains cancers.
- Antécédents médicaux et médicaments :
  - Certaines affections préexistantes ou traitements médicaux peuvent augmenter le risque de développer un cancer.

La génétique joue un rôle crucial dans la susceptibilité au cancer, mais l'interaction entre la génétique et divers facteurs de risque est complexe. La prévention, par la reconnaissance et la limitation de l'exposition à ces facteurs, reste un moyen clé de réduire le risque de cancer.

Chapitre 3:
LES ASPECTS TECHNIQUES

Les outils de diagnostic et d'imagerie en oncologie

L'un des progrès les plus marquants en oncologie est le développement de techniques d'imagerie et de diagnostic avancées. Ces outils permettent non seulement de détecter les cancers à un stade précoce, mais aussi de surveiller leur progression et de guider les traitements.

1. Biopsie :
C'est l'une des méthodes les plus courantes pour diagnostiquer le cancer. Elle implique la prise d'un échantillon de tissu ou de cellules pour l'examiner au microscope. Les biopsies peuvent être réalisées par chirurgie, aiguille ou endoscopie.

2. Endoscopie :
Il s'agit d'une technique qui utilise un instrument fin et lumineux, l'endoscope, pour examiner l'intérieur du corps. Elle est souvent utilisée pour détecter des cancers du système digestif, des voies respiratoires, et d'autres organes internes.

3. Imagerie médicale :
- **Radiographie** : C'est l'une des techniques d'imagerie les plus anciennes. Elle est souvent utilisée pour détecter des anomalies dans les poumons, les os et d'autres parties du corps.
- **Tomodensitométrie (TDM)** : Cette technique utilise des rayons X pour créer des images détaillées du corps sous différents angles. Elle est utile pour repérer des tumeurs et des métastases.
- **Imagerie par résonance magnétique (IRM)** : Utilisant un champ magnétique et des ondes radio,

l'IRM offre des images détaillées des tissus mous, notamment du cerveau, de la moelle épinière, et des articulations.

- **Tomographie par émission de positons (TEP)** : Elle mesure l'activité métabolique des cellules et est souvent utilisée en combinaison avec la TDM pour localiser les zones de croissance cancéreuse rapide.
- **Échographie** : Cette technique utilise des ondes sonores pour créer des images de l'intérieur du corps. Elle est fréquemment employée pour examiner le foie, les reins, le pancréas, la prostate, les seins, et d'autres organes.
- **Mammographie** : C'est une radiographie spécifique des seins utilisée pour le dépistage du cancer du sein.

4. Analyses de laboratoire :
Des tests sanguins, comme le PSA pour le cancer de la prostate ou le CA-125 pour le cancer de l'ovaire, peuvent aider au diagnostic et à la surveillance de certains cancers.

5. Tests génétiques :
Ces tests sont utilisés pour déterminer les mutations génétiques qui pourraient augmenter le risque de certains cancers. Ils peuvent également guider le traitement en identifiant des mutations spécifiques présentes dans les tumeurs.

6. Médecine nucléaire :
Elle utilise de petites quantités de matériaux radioactifs pour diagnostiquer, évaluer, et traiter divers types de cancers.

7. Tests fonctionnels et métaboliques :
Ils peuvent aider à évaluer le fonctionnement des organes et à déterminer comment une tumeur affecte ce fonctionnement.

Le choix des outils de diagnostic et d'imagerie dépend du type de cancer suspecté, de sa localisation, et d'autres facteurs. Avec ces techniques avancées, les médecins peuvent non seulement détecter et diagnostiquer le cancer avec une précision accrue, mais aussi planifier des traitements plus ciblés et évaluer leur efficacité.

Techniques de traitement: chimiothérapie, radiothérapie, immunothérapie

La prise en charge du cancer a considérablement évolué au cours du siècle dernier. Parmi les approches thérapeutiques, la chimiothérapie, la radiothérapie et l'immunothérapie sont trois piliers du traitement oncologique. Chacune de ces modalités présente des mécanismes d'action, des indications et des effets secondaires distincts.

1. Chimiothérapie :
La chimiothérapie regroupe des médicaments qui tuent les cellules cancéreuses ou arrêtent leur multiplication. Les médicaments peuvent être administrés par voie orale ou intraveineuse.

- **Mécanisme d'action** : Les agents chimiothérapiques ciblent les cellules qui se divisent rapidement, un trait caractéristique des cellules cancéreuses.
- **Utilisation** : Elle peut être utilisée seule ou en combinaison avec d'autres traitements. Elle peut avoir pour objectif de réduire la taille d'une tumeur avant la chirurgie ou la radiothérapie, de traiter un cancer qui s'est propagé ou de réduire le risque de récidive après la chirurgie.
- **Effets secondaires** : Comme ces médicaments attaquent également d'autres cellules qui se divisent rapidement (comme celles de la moelle osseuse, des follicules pileux et du tractus gastro-intestinal), ils

peuvent entraîner des effets secondaires comme la perte de cheveux, des nausées, une diminution des cellules sanguines et d'autres symptômes.

2. Radiothérapie :

La radiothérapie utilise des rayonnements à haute énergie pour détruire les cellules cancéreuses. Elle peut être externe (délivrée par une machine) ou interne (où les sources radioactives sont placées près de la tumeur).

- **Mécanisme d'action** : Les radiations endommagent l'ADN des cellules, ce qui empêche leur division et leur croissance.
- **Utilisation** : La radiothérapie est souvent utilisée en complément de la chirurgie ou de la chimiothérapie, pour traiter les tumeurs locales, ou pour pallier certains symptômes.
- **Effets secondaires** : La peau, les tissus et les organes exposés peuvent être affectés, entraînant des rougeurs, des brûlures, de la fatigue, et d'autres symptômes.

3. Immunothérapie :

L'immunothérapie stimule ou modifie le système immunitaire pour qu'il attaque plus efficacement les cellules cancéreuses. Ces traitements ont révolutionné la prise en charge de certains cancers.

- **Mécanisme d'action** : Elle vise à "réveiller" le système immunitaire ou à le "guider" pour cibler spécifiquement les tumeurs.
- **Utilisation** : Elle est actuellement utilisée pour traiter de nombreux types de cancer, notamment le mélanome avancé, certains cancers du poumon, du rein, de la vessie et de la tête et du cou.
- **Effets secondaires** : Ils sont différents de ceux de la chimiothérapie et de la radiothérapie et peuvent inclure des réactions auto-immunes, où le système

immunitaire attaque par erreur des organes ou des tissus sains.

Le choix du traitement dépend du type et du stade du cancer, ainsi que de la santé globale du patient. L'approche multidisciplinaire, combinant ces techniques en fonction des besoins spécifiques de chaque patient, vise à optimiser l'efficacité du traitement tout en minimisant les effets secondaires.

La prévention et la sécurité autour des médicaments cytotoxiques

Les médicaments cytotoxiques, également appelés agents antinéoplasiques ou chimiothérapeutiques, sont utilisés pour traiter diverses maladies, notamment le cancer. Du fait de leur mécanisme d'action sur les cellules, ils présentent des risques non seulement pour les patients, mais aussi pour le personnel de santé qui les manipule. Assurer la sécurité autour de ces médicaments est donc primordial.

1. Risques associés aux médicaments cytotoxiques :
   Les médicaments cytotoxiques peuvent affecter les cellules saines, provoquant :
   - Toxicité directe pour les cellules, tissus ou organes.
   - Effets mutagènes, tératogènes ou carcinogènes.
   - Réactions allergiques.

Le personnel de santé exposé à ces médicaments peut donc être à risque de :
   - Exposition cutanée ou muqueuse.
   - Inhalation de particules.
   - Ingestion accidentelle.

2. Mesures de prévention :
   - **Formation du personnel :** Tous ceux qui manipulent ou administrent des médicaments cytotoxiques

doivent être correctement formés à leurs risques et aux procédures sécurisées.

- **Équipement de protection individuelle (EPI) :** Il s'agit notamment de gants en nitrile, de blouses imperméables à manches longues, de masques et de lunettes de protection.
- **Techniques aseptiques :** Il est essentiel d'utiliser des techniques aseptiques lors de la préparation, de la manipulation et de l'administration des médicaments cytotoxiques.
- **Utilisation de dispositifs sécurisés :** Cela inclut les hottes à flux laminaire, les armoires de sécurité biologique et les systèmes fermés de transfert de médicaments.

3. Gestion des déchets :

- Les déchets associés à ces médicaments, y compris les EPI utilisés, doivent être traités comme des déchets dangereux.
- Ils doivent être placés dans des conteneurs spécifiques, clairement identifiés, et éliminés conformément aux réglementations locales.

4. Protocoles en cas d'exposition accidentelle :

Il est essentiel d'avoir des protocoles clairement établis pour traiter rapidement et efficacement toute exposition accidentelle. Cela comprend :

- Lavage immédiat de la zone exposée.
- Notification de l'incident à la direction.
- Suivi médical approprié.

5. Sensibilisation des patients :

Les patients doivent également être informés des précautions à prendre à domicile après avoir reçu des médicaments cytotoxiques, notamment en ce qui concerne l'élimination des déchets corporels et la manipulation de la literie et des vêtements.

Assurer la sécurité autour des médicaments cytotoxiques est une responsabilité partagée entre les fabricants, les pharmacies, les établissements de santé, les professionnels de santé et les patients. Une formation adéquate, une sensibilisation constante et des protocoles stricts sont essentiels pour minimiser les risques associés à ces médicaments puissants.

Chapitre 4:
LE RÔLE DE L'INFIRMIER

Évaluation initiale du patient

L'évaluation initiale du patient suspecté d'avoir un cancer ou récemment diagnostiqué est une étape cruciale dans le parcours de soins en oncologie. C'est à ce moment que l'on recueille des données essentielles qui orienteront le diagnostic, le pronostic et le plan de traitement.

1. Anamnèse :
- **Histoire médicale** : Il est important de recueillir des informations sur les antécédents médicaux du patient, y compris les maladies précédentes, les interventions chirurgicales et les traitements médicamenteux.
- **Histoire du cancer** : Détails sur l'apparition des symptômes, leur durée, leur évolution et tout traitement préalable.
- **Antécédents familiaux** : Recherche de cas de cancer dans la famille qui pourrait indiquer une prédisposition génétique.
- **Habitudes de vie** : Tabagisme, consommation d'alcool, alimentation, activité physique, exposition à des carcinogènes professionnels ou environnementaux.
2. Examen physique :
- **Examen général** : Évaluation de l'état général du patient, de son indice de masse corporelle, de son niveau d'énergie, etc.
- **Examen ciblé** : Se concentrer sur les systèmes ou organes spécifiques où le patient présente des symptômes ou des signes, ou là où le cancer est suspecté.

3. Évaluations diagnostiques :
- **Imagerie** : Radiographies, échographies, IRM, TEP-scan, CT-scan, etc. Ces outils peuvent aider à localiser la tumeur, déterminer sa taille et voir si elle s'est propagée.
- **Biopsies** : Prélèvement d'échantillons de tissu pour examen microscopique afin de confirmer la présence de cellules cancéreuses.
- **Analyses de sang** : Pour évaluer la fonction des organes, déceler d'éventuelles métastases ou des marqueurs tumoraux.

4. Évaluation psychosociale :
- **État émotionnel** : Recherche de signes de détresse, d'anxiété ou de dépression.
- **Soutien social** : Comprendre le réseau de soutien du patient - famille, amis, groupes de soutien.
- **Évaluations financières et professionnelles** : Comprendre les préoccupations du patient concernant le coût des soins, l'assurance, l'impact sur le travail, etc.

5. Évaluation fonctionnelle :
- **Performance Status** : Évaluation du niveau d'activité du patient et de sa capacité à effectuer ses activités quotidiennes. Des échelles comme celle de l'ECOG (Eastern Cooperative Oncology Group) ou de Karnofsky sont couramment utilisées.
- **Autres fonctions** : Évaluation de la capacité à avaler, la fonction respiratoire, la mobilité, etc., selon la localisation du cancer.

6. Consultations spécialisées :

Selon la nature et la localisation du cancer, des consultations avec des spécialistes peuvent être nécessaires, tels qu'un chirurgien, un radiologue, un généticien, un nutritionniste, etc.

L'évaluation initiale du patient en oncologie est une démarche globale et multidimensionnelle qui nécessite une approche structurée et coordonnée. Elle fournit les informations essentielles pour élaborer un plan de traitement individualisé et pour aborder le cancer de manière holistique, en tenant compte non seulement de la tumeur elle-même, mais aussi de la personne dans son ensemble.

Administration des traitements

L'administration de traitements en oncologie nécessite une expertise spécifique. Chaque modalité de traitement a ses propres directives, techniques et précautions, ce qui rend le rôle de l'infirmier en oncologie crucial dans la sécurité et l'efficacité du traitement.

1. Chimiothérapie :
   - Préparation :
     - Vérification des commandes médicales.
     - Préparation dans une hotte à flux laminaire pour assurer un environnement stérile.
     - Utilisation d'équipements de protection individuelle (EPI) adaptés.
   - Voies d'administration :
     - Intraveineuse (IV) : via un cathéter ou un port-a-cath.
     - Orale : en pilules ou en liquide.
     - Topique : appliquée directement sur la peau.
     - Intrathécale : directement dans le liquide céphalorachidien.
   - Surveillance pendant l'administration :
     - Monitorage des signes vitaux.
     - Recherche de signes de réactions allergiques ou d'autres effets indésirables.
     - Éducation du patient sur ce à quoi s'attendre pendant et après l'administration.

2. Radiothérapie :
- Préparation :
  - Évaluation initiale pour déterminer le champ de traitement.
  - Marquage ou tatouage de la zone à traiter pour assurer la précision.
- Pendant le traitement :
  - Positionnement précis du patient.
  - Protection des tissus sains avoisinants.
  - Surveillance continue pendant l'exposition aux radiations.
- Conseils post-traitement :
  - Soin de la peau dans la zone traitée.
  - Surveillance des effets secondaires, tels que la fatigue.
3. Immunothérapie :
- Préparation :
  - Vérification des commandes médicales.
  - Administration souvent par voie IV.
- Surveillance pendant l'administration :
  - Surveillance des réactions immunologiques.
  - Éducation du patient sur les potentiels effets secondaires.
4. Thérapies ciblées :
- Préparation et administration :
  - Souvent administrées par voie orale ou IV.
  - Dosage spécifique selon le type de médicament et le patient.
- Surveillance :
  - Suivi des effets secondaires spécifiques à chaque médicament.
  - Ajustements possibles du dosage en fonction de la tolérance du patient.
5. Éducation du patient :
- Avant le traitement :
  - Information sur le processus et ce à quoi s'attendre.
  - Discussion des potentiels effets secondaires.

- Après le traitement :
  - Conseils sur la gestion des effets secondaires.
  - Encouragement à la communication concernant les symptômes et les préoccupations.
6. Considérations spécifiques :
- Protection du personnel :
  - Utilisation appropriée des EPI.
  - Manipulation sécurisée des médicaments et des équipements.
- Protection des patients :
  - Assurer que les médicaments sont administrés au bon patient, au bon dosage, par la bonne voie et au bon moment.
  - Évaluation continue du patient pour détecter d'éventuelles complications.

L'administration des traitements en oncologie est complexe et nécessite une attention particulière à la précision, à la sécurité et à la surveillance. Les infirmiers en oncologie jouent un rôle central pour garantir que les patients reçoivent des soins de la plus haute qualité tout en minimisant les risques associés aux traitements.

Gestion des effets secondaires

L'expérience de chaque patient face au cancer et à ses traitements est unique. La gestion des effets secondaires est un élément crucial de la prise en charge en oncologie pour améliorer la qualité de vie du patient et assurer une administration sécurisée des traitements. Les infirmiers sont souvent en première ligne pour éduquer, surveiller et intervenir lorsque ces effets secondaires surviennent.

1. Effets secondaires de la chimiothérapie :
- Nausées et vomissements :

- Prescription d'antiémétiques.
- Conseils diététiques : repas légers, éviter les aliments gras ou épicés.
- Myélosuppression :
  - Surveillance des numérations sanguines.
  - Précautions pour prévenir les infections.
  - Administration de facteurs de croissance, si nécessaire.
- Alopécie (perte de cheveux) :
  - Conseils sur l'utilisation de foulards, bonnets ou perruques.
  - Rassurer le patient sur le caractère temporaire de cette perte.
- Mucosite (inflammation de la bouche) :
  - Encouragement à une bonne hygiène bucco-dentaire.
  - Utilisation de bains de bouche apaisants.
  - Conseils pour éviter les aliments irritants.

2. Effets secondaires de la radiothérapie :
- Réactions cutanées :
  - Utilisation de crèmes hydratantes recommandées.
  - Éviter l'exposition au soleil.
  - Éviter les vêtements serrés.
- Fatigue :
  - Encouragement au repos.
  - Planification d'activités à des moments de la journée où l'énergie est maximale.
- Troubles digestifs :
  - Conseils diététiques : manger de petits repas fréquents.
  - Administration d'anti-nauséeux si nécessaire.

3. Effets secondaires de l'immunothérapie :
- Réactions auto-immunes :
  - Surveillance des symptômes tels que la diarrhée, l'éruption cutanée ou les douleurs articulaires.

- Administration de médicaments immunosuppresseurs en cas de besoin.
- Symptômes pseudo-grippaux :
  - Administration d'antipyrétiques et d'analgésiques.
  - Encouragement à boire beaucoup de liquides.

4. Gestion psychologique :
- Anxiété et dépression :
  - Écoute et soutien émotionnel.
  - Orientation vers un psychologue ou un psychiatre si nécessaire.
  - Groupes de soutien et thérapies complémentaires.
- Altération de l'image corporelle :
  - Aider le patient à exprimer ses sentiments.
  - Fournir des ressources pour gérer les changements physiques.

5. Gestion des douleurs :
- Évaluation régulière de la douleur :
  - Utilisation d'échelles d'évaluation.
  - Administration d'analgésiques selon les prescriptions.
- Techniques non médicamenteuses :
  - Relaxation, méditation et techniques de respiration.
  - Thérapies physiques comme le massage ou l'acupuncture.

Les effets secondaires des traitements en oncologie peuvent varier considérablement d'un patient à l'autre. Une gestion efficace nécessite une approche individualisée, une éducation proactive et une intervention rapide lorsque les symptômes surviennent. L'infirmier joue un rôle central en étant à la fois un éducateur, un défenseur et un soutien pour le patient tout au long de son parcours de traitement.

Support psychologique et relationnel

Le parcours du patient atteint de cancer est jonché de défis tant physiologiques que psychologiques. Les soignants, notamment les infirmiers, jouent un rôle clé dans le soutien émotionnel et relationnel, qui est aussi crucial que les soins médicaux eux-mêmes. La dimension humaine de l'oncologie se révèle dans la complexité des relations soignant-soigné et dans le tissage de réseaux de soutien.

1. L'importance de la communication :
   - Écoute active :
     - Se montrer réceptif aux préoccupations du patient.
     - Valider les sentiments et émotions du patient sans jugement.
   - Techniques de communication thérapeutique :
     - Poser des questions ouvertes.
     - Résumer et reformuler pour assurer une bonne compréhension.
     - Utiliser le toucher, si approprié, pour établir un lien.
2. Évaluation psychologique :
   - Identifier les signes de détresse :
     - Symptômes d'anxiété, de dépression ou d'isolement.
     - Modifications du comportement ou de l'humeur.
   - Utilisation d'outils d'évaluation :
     - Échelles de douleur, questionnaires sur la qualité de vie.
3. Interventions en support psychologique :
   - Orientation vers des professionnels :
     - Psychologues, psychiatres, travailleurs sociaux.

- Groupes de soutien pour patients atteints de cancer.
- Thérapies complémentaires :
  - Art-thérapie, musique-thérapie.
  - Méditation, relaxation, techniques de respiration.

4. Accompagnement dans les étapes clés :
- Annonce du diagnostic :
  - Soutenir le patient dans le choc initial.
  - Fournir des informations claires et adaptées.
- Pendant les traitements :
  - Aider à gérer l'incertitude et l'anxiété liée aux effets secondaires.
  - Établir des plans de soins qui incluent des besoins psychologiques.
- En phase de rémission ou de fin de vie :
  - Encourager la discussion sur les préoccupations et les espoirs.
  - Faciliter les conversations sur les directives anticipées et les souhaits en matière de fin de vie.

5. La relation avec la famille :
- Inclure la famille dans les discussions :
  - Reconnaître leur rôle de soutien.
  - Éduquer sur ce à quoi s'attendre et comment aider.
- Groupes de soutien pour les proches :
  - Lieux où ils peuvent exprimer leurs propres peurs et préoccupations.

6. Soutien à l'équipe soignante :
- Reconnaître le burn-out :
  - Promouvoir le bien-être au travail.
  - Encourager des moments de décompression.
- Supervisions et groupes de parole :
  - Espaces où les soignants peuvent discuter de cas difficiles.
  - Partager les expériences et obtenir des conseils de collègues.

Le cancer n'affecte pas seulement le corps, mais aussi l'esprit. Le soutien psychologique et relationnel est un aspect incontournable des soins en oncologie. C'est une danse délicate entre l'offre d'un espace d'expression, l'écoute active, et l'orientation vers des interventions appropriées. Dans cette danse, l'infirmier est souvent en première ligne, offrant chaleur, compassion et compétence à chaque étape du chemin.

Chapitre 5:
GESTION DES COMPLICATIONS

La neutropénie et le risque infectieux

La neutropénie, caractérisée par une diminution du nombre de neutrophiles (type de globules blancs) dans le sang, est une complication fréquente chez les patients sous traitement oncologique. Cette condition expose le patient à un risque accru d'infections potentiellement graves. Le rôle de l'infirmier est donc essentiel pour éduquer, surveiller et intervenir rapidement en cas de signes infectieux.

1. Comprendre la neutropénie :
   * Les neutrophiles et leur rôle :
      * Principaux acteurs de la réponse immunitaire contre les infections bactériennes.
      * Détruisent activement les bactéries envahissantes.
   * Causes de la neutropénie en oncologie :
      * Effets secondaires de la chimiothérapie et de la radiothérapie.
      * Maladies de la moelle osseuse, comme les leucémies.
2. Reconnaître les signes d'infection :
   * Symptômes généraux :
      * Fièvre, frissons.
      * Fatigue ou malaise.
      * Douleurs ou raideurs articulaires.
   * Symptômes localisés :
      * Rougeur, chaleur ou douleur au niveau d'une plaie.
      * Toux, essoufflement ou douleur thoracique.
      * Douleurs abdominales, nausées, vomissements ou diarrhée.

3. Interventions infirmières :
- Éducation du patient :
    - Signes et symptômes d'infection à surveiller.
    - Mesures d'hygiène pour prévenir les infections.
- Surveillance clinique :
    - Mesure régulière de la température.
    - Surveillance des signes vitaux et des symptômes d'infection.
    - Examens sanguins pour surveiller le nombre de neutrophiles.
- Interventions en cas de fièvre :
    - Administration d'antibiotiques selon les protocoles.
    - Prélèvements pour cultures bactériennes.
    - Surveillance rapprochée des signes de septicémie.

4. Mesures préventives :
- Isolement protecteur :
    - En cas de neutropénie sévère, mise en place d'un isolement pour protéger le patient des infections externes.
- Hygiène rigoureuse :
    - Lavage fréquent des mains, tant pour le soignant que pour le patient.
    - Utilisation de désinfectants pour les surfaces.
- Nutrition :
    - Conseils sur les aliments à éviter pour limiter le risque d'infections alimentaires.
    - Encourager une alimentation équilibrée pour renforcer le système immunitaire.
- Vaccinations :
    - Mise à jour des vaccins recommandés, sauf contre-indication.

5. Considérations psychologiques :
- Anxiété liée à la neutropénie :
    - Rassurer le patient sur les mesures mises en place pour prévenir les infections.

- Offrir un soutien psychologique face à la peur de l'infection.
- Éducation sur l'autosurveillance :
  - Encourager le patient à être acteur de sa santé en surveillant lui-même les signes d'infection.

La neutropénie est un challenge dans la prise en charge des patients oncologiques. L'infirmier se trouve à la croisée des chemins entre éducation, surveillance et intervention. Une gestion efficace et proactive de la neutropénie permet de minimiser les complications et d'offrir une qualité de vie optimale au patient. La clé est l'anticipation, la réactivité et la collaboration étroite entre le patient et l'équipe soignante.

Les troubles métaboliques

Les troubles métaboliques font référence à des anomalies dans les processus biochimiques du corps qui affectent la transformation et l'utilisation des nutriments. Dans le contexte de l'oncologie, ces déséquilibres peuvent survenir en raison de la tumeur elle-même, des traitements anticancéreux, ou en tant que co-morbidité. L'infirmier joue un rôle essentiel dans la détection, la gestion et l'éducation des patients concernant ces troubles.

1. Introduction aux troubles métaboliques :
   - Définition et importance :
   - Les mécanismes de base du métabolisme.
   - Comment les cancers et leurs traitements peuvent perturber ces processus.
2. Troubles métaboliques courants en oncologie :
   - Hypercalcémie maligne :
     - Libération excessive de calcium dans le sang due à certaines tumeurs.

- Symptômes : soif intense, mictions fréquentes, constipation, fatigue, confusion.
- Syndrome de lyse tumorale :
  - Destruction rapide des cellules tumorales, libérant une grande quantité de substances dans le sang.
  - Risques associés : insuffisance rénale, arythmies cardiaques, convulsions.
- Troubles du métabolisme glucidique :
  - Cancers pouvant altérer la capacité du corps à utiliser le glucose, conduisant à des troubles comme le diabète.

3. Diagnostic et surveillance :
- Tests sanguins :
  - Surveillance régulière des niveaux d'électrolytes, de glucose, d'acide urique.
  - Détecter rapidement les anomalies pour éviter les complications.
- Évaluation clinique :
  - Identifier les symptômes évocateurs d'un trouble métabolique.
  - Assurer une surveillance continue du patient.

4. Prise en charge et interventions infirmières :
- Hydratation :
  - Favorise l'excrétion des substances en excès.
  - Peut nécessiter une perfusion intraveineuse selon la gravité du trouble.
- Médicaments :
  - Administration d'agents pour équilibrer les taux d'électrolytes.
  - Par exemple, bisphosphonates pour l'hypercalcémie.
- Éducation du patient :
  - Informer sur les signes et symptômes à surveiller.
  - Importance de la surveillance régulière et du suivi médical.

5. Prévention et conseils pratiques :
- Diète :
  - Recommandations diététiques spécifiques, par exemple, limiter les aliments riches en calcium en cas d'hypercalcémie.
- Adhérence au traitement :
  - Importance de respecter les prescriptions médicamenteuses pour éviter les déséquilibres.
- Activité physique :
  - Stimule le métabolisme et contribue à la régulation de nombreux processus corporels.

Les troubles métaboliques sont des complications potentielles sérieuses en oncologie. Grâce à une surveillance attentive, à l'éducation et à une intervention rapide, l'infirmier joue un rôle pivot dans la prévention des complications et dans la prise en charge des patients affectés. En travaillant en étroite collaboration avec le reste de l'équipe médicale, l'infirmier s'assure que le patient reçoit les meilleurs soins possibles pour gérer ces défis métaboliques.

La douleur en oncologie

La douleur est l'une des préoccupations majeures des patients atteints de cancer. Elle peut résulter de la tumeur elle-même, des traitements anticancéreux, ou d'autres affections concomitantes. Dans le cadre de la prise en charge en oncologie, il est essentiel de reconnaître, d'évaluer et de traiter la douleur efficacement. L'infirmier, au coeur du soin patient, joue un rôle central dans cette démarche.

1. Comprendre la douleur en oncologie :
- Types de douleurs :
  - Douleur nociceptive : causée par des dommages tissulaires (par exemple, une tumeur pressant contre des organes ou des os).
  - Douleur neuropathique : due à une atteinte ou dysfonction du système nerveux.
  - Douleur mixte : combinaison des deux précédentes.
- Facteurs influençant la douleur :
  - Emplacement et type de cancer.
  - Stade de la maladie.
  - Traitements en cours ou précédents.
2. Évaluation de la douleur :
- Échelles d'évaluation :
  - Échelles visuelles analogiques, échelles numériques, échelles descriptives.
  - Importance de la régularité de l'évaluation pour une prise en charge adaptée.
- Anamnèse de la douleur :
  - Localisation, caractéristiques, durée, facteurs déclenchants ou apaisants.
3. Interventions infirmières et prise en charge :
- Médicaments :
  - Analgésiques : du paracétamol aux opioïdes, selon la sévérité de la douleur.
  - Médicaments co-adjuvants : pour traiter la douleur neuropathique ou augmenter l'efficacité des analgésiques.
- Thérapies non médicamenteuses :
  - Techniques de relaxation, méditation.
  - Massages, physiothérapie.
  - Acupuncture.
- Éducation du patient :
  - Information sur la douleur et son traitement.
  - Encourager le patient à exprimer sa douleur et à participer activement à sa gestion.

4. Gestion des effets secondaires des traitements de la douleur :
- Effets des opioïdes :
    - Constipation, nausées, somnolence, dépression respiratoire.
    - Importance de la prévention et de la prise en charge adaptée.
- Surveillance de la tolérance et de la dépendance :
    - Ajustement régulier des doses.
    - Évaluation de la nécessité de sevrage ou de rotation des opioïdes.

5. Aspects psychologiques de la douleur :
- Impact émotionnel :
    - La douleur peut engendrer stress, anxiété, dépression.
    - Importance du soutien psychologique.
- Communication :
    - Créer un environnement où le patient se sent en sécurité pour parler de sa douleur.
    - Travailler en étroite collaboration avec une équipe multidisciplinaire : oncologues, psychologues, spécialistes de la douleur.

La douleur en oncologie est un défi constant et multidimensionnel. Une prise en charge holistique, qui tient compte des aspects physiologiques, émotionnels et sociaux, est primordiale. L'infirmier, par sa proximité avec le patient, est idéalement placé pour évaluer, traiter et éduquer le patient à propos de sa douleur, en collaborant avec l'ensemble des professionnels de santé impliqués dans les soins.

Complications
des traitements spécifiques

La lutte contre le cancer repose sur une variété de traitements qui, tout en étant efficaces, peuvent entraîner des complications parfois sévères. L'infirmier en oncologie doit être apte à reconnaître ces complications précocement, à intervenir lorsque cela est possible, et à orienter vers les spécialistes appropriés. Il est également le garant de l'éducation thérapeutique du patient, l'informant des risques et des signes d'alerte.

1. Chimiothérapie :
   • Mucosites :
      • Inflammation et ulcération des muqueuses, particulièrement orales.
      • Conseils pour l'hygiène buccale, diète molle, gestion de la douleur.
   • Neuropathies périphériques :
      • Troubles sensitifs, moteurs ou autonomes.
      • Surveillance, prévention (évitement du froid, par exemple) et médication adaptée.
   • Myélosuppression :
      • Diminution de la production de cellules sanguines.
      • Risques infectieux, anémie, saignements.
2. Radiothérapie :
   • Réactions cutanées :
      • Erythème, desquamation, brûlures.
      • Soins locaux, crèmes hydratantes, protection contre les UV.
   • Fatigue :
      • Accumulative, persistant parfois après le traitement.
      • Conseils d'aménagement du quotidien, stimulation à l'activité physique adaptée.

- Troubles de la déglutition (lors d'une irradiation cervicale) :
  - Douleurs, fausses routes.
  - Diète adaptée, postures, rééducation éventuelle.

3. Immunothérapie :
- Réactions auto-immunes :
  - Atteintes cutanées, digestives, respiratoires, etc.
  - Surveillance des signes, traitements immunosuppresseurs si nécessaire.
- Syndrome de relargage de cytokines :
  - Fièvre, fatigue, troubles cardiaques.
  - Hospitalisation, traitements médicamenteux.

4. Hormonothérapie :
- Troubles de l'humeur :
  - Dépression, irritabilité.
  - Soutien psychologique, traitement adapté si nécessaire.
- Bouffées de chaleur :
  - Particulièrement avec les traitements anti-estrogéniques.
  - Conseils d'adaptation, traitements symptomatiques.
- Ostéoporose :
  - Fragilisation des os.
  - Supplémentation en calcium et vitamine D, bisphosphonates.

5. Thérapies ciblées :
- Toxicités cutanées :
  - Éruptions, sècheresse, prurit.
  - Soins dermatologiques, ajustement des doses.
- Troubles hépatiques :
  - Augmentation des enzymes hépatiques, hépatites.
  - Surveillance biologique, traitements symptomatiques.

La palette de traitements en oncologie est vaste, et les complications potentielles sont nombreuses. L'infirmier, en première ligne, doit connaître ces complications pour agir et éduquer efficacement. Une prise en charge interdisciplinaire, associée à une vigilance constante, permet d'optimiser le confort et la sécurité du patient tout au long de son parcours thérapeutique.

Chapitre 6:
LA FIN DE VIE
ET LES SOINS PALLIATIFS

Approche holistique du patient
en phase terminale

La prise en charge d'un patient en phase terminale est l'un des défis les plus délicats, mais aussi l'un des plus essentiels dans le domaine de l'oncologie. Au-delà des symptômes physiques, c'est l'ensemble de la personne – ses émotions, ses croyances, ses relations et ses besoins – qui se trouve au cœur des préoccupations. L'approche holistique cherche à englober tous ces aspects, reconnaissant que chaque patient est unique et que son expérience de la maladie et de la fin de vie l'est tout autant.

Dans ce contexte, il n'est plus seulement question de guérison, mais de qualité de vie, de dignité et de confort. Chaque geste, chaque mot, chaque décision se doit d'être teinté de respect, d'empathie et de bienveillance. L'infirmier joue ici un rôle pivot, souvent le premier interlocuteur, celui qui observe, rassure, accompagne.

La douleur, omniprésente, n'est pas seulement physique. Elle est aussi émotionnelle, psychologique, voire spirituelle. Elle évoque la peur, la perte, le deuil anticipé. La gestion de cette douleur est multidimensionnelle : des antalgiques aux thérapies complémentaires, en passant par le soutien psychologique et spirituel.

Les besoins sociaux et relationnels des patients ne sont pas en reste. La famille, les proches, tous sont profondément affectés par l'approche de la fin de vie du patient. Ils ont besoin d'être entendus, soutenus, guidés.

Les discussions sur les directives anticipées, les souhaits en matière de fin de vie, sont abordées avec délicatesse, mais aussi avec clarté, permettant au patient et à sa famille de se préparer, de comprendre, d'accepter.

L'aspect spirituel, trop souvent négligé, revêt une importance cruciale pour nombre de patients. Qu'il s'agisse de rituels religieux, de méditation, ou simplement de conversations profondes, il faut un espace pour ces questions existentielles, pour cette recherche de sens qui accompagne souvent la phase terminale.

Enfin, la mort elle-même. Moment intime, sacré pour certains, elle doit être entourée de douceur, de respect. L'environnement, les soins de confort, la présence discrète mais bienveillante de l'équipe soignante, tout concourt à faire de ce moment un passage apaisé.

L'approche holistique du patient en phase terminale ne se résume pas à une série d'actions ou de protocoles. C'est une philosophie, une posture, qui place le patient et sa globalité au centre des préoccupations, reconnaissant la richesse, la complexité, mais aussi la fragilité de la vie humaine.

Gestion de la douleur en phase terminale

La douleur en phase terminale est l'une des préoccupations majeures des soignants et des familles. Elle peut être omniprésente, changeante, parfois insaisissable, mais toujours redoutée. Cette douleur n'est pas simplement physique, elle englobe également les dimensions émotionnelle, psychologique et spirituelle. La gestion holistique de cette douleur est primordiale pour assurer une qualité de vie et une dignité au patient jusqu'à la fin.

Au niveau **physiologique**, la douleur peut être due à la progression de la maladie, aux effets secondaires des traitements ou à d'autres pathologies concomitantes. Pour l'évaluer, il est essentiel d'utiliser des échelles de douleur adaptées, de comprendre sa nature (nociceptive, neuropathique), son intensité et sa localisation. Les antalgiques, des plus simples aux opioïdes forts comme la morphine, sont le pilier de cette prise en charge. Ils doivent être administrés en respectant le principe de l'escalade, en commençant par le moins fort, tout en adaptant rapidement les doses pour obtenir un soulagement optimal.

Mais au-delà des médicaments, d'autres approches ont démontré leur efficacité. La **physiothérapie**, la **thermalothérapie** (chaud ou froid), certaines techniques de **stimulation nerveuse** ou encore l'**acupuncture** peuvent être proposées. Il est également possible d'envisager des **interventions chirurgicales** pour bloquer certaines douleurs rebelles.

Au niveau **émotionnel et psychologique**, la douleur est intimement liée à la peur, à l'anxiété, au deuil anticipé de soi-même. Il est donc crucial d'aborder ces aspects avec le patient. Le soutien psychologique, qu'il soit réalisé par un psychologue, un psychiatre, ou même par l'équipe soignante, est fondamental. Les anxiolytiques et les antidépresseurs peuvent aussi être utiles.

La dimension **spirituelle** de la douleur, quant à elle, revêt une importance toute particulière en phase terminale. Pour certains patients, la douleur peut être vécue comme une punition, ou être liée à des questions existentielles profondes. L'accompagnement spirituel, qu'il soit assuré par un aumônier, un imam, un rabbin, un moine bouddhiste ou toute autre figure spirituelle, peut aider le patient à trouver un sens, une paix, face à sa douleur.

La communication est, enfin, le ciment de cette prise en charge. Chaque patient est unique, chaque douleur l'est aussi. Écouter, observer, ajuster les traitements, rassurer, sont autant d'actions quotidiennes qui permettent d'assurer un véritable soulagement.

La gestion de la douleur en phase terminale est un art, nécessitant à la fois des compétences techniques et une profonde humanité. L'objectif ultime est de permettre au patient de vivre ses derniers moments avec le plus de sérénité possible, entouré de ses proches, en étant libéré de la souffrance.

Le soutien à la famille et aux proches

Face à la maladie, ce n'est pas seulement le patient qui est affecté, mais tout un cercle de proches qui gravitent autour de lui, partageant ses inquiétudes, ses espoirs et ses douleurs. La famille, les amis, tous sont touchés de manière profonde et différente. Leur rôle est central dans le soutien au patient, mais ils sont, à leur tour, en quête d'appui et de compréhension. Leur bien-être psychologique et émotionnel est intrinsèquement lié à la qualité de vie du patient.

Dès l'annonce du diagnostic, le choc est souvent brutal. La nouvelle d'une maladie grave, comme le cancer, engendre une multitude d'émotions : déni, colère, tristesse, peur. Il est essentiel que l'équipe médicale prenne le temps d'inclure la famille dans ces discussions initiales, répondant aux questions, clarifiant les doutes, offrant une oreille attentive.

Au fur et à mesure de l'évolution de la maladie, les proches sont confrontés à des défis variés. L'incertitude quant à l'issue, les longues heures à l'hôpital, les soins à domicile, le sentiment d'impuissance, tout cela génère un stress considérable. Le personnel soignant doit être formé pour reconnaître ces signes de détresse et orienter les familles vers les ressources appropriées : psychologues, travailleurs sociaux, groupes de soutien.

Les groupes de soutien sont particulièrement bénéfiques. Ils offrent un espace sécurisé où les familles peuvent partager leurs expériences, leurs peurs et leurs espoirs avec d'autres qui traversent des épreuves similaires. Ce sentiment de ne pas être seul dans cette bataille est souvent source de réconfort.

Pour les familles ayant des enfants, la situation se complexifie. Comment parler de la maladie à un enfant ? Comment lui expliquer l'absence de son parent à la maison ? Comment le rassurer ? Des spécialistes formés à la pédopsychologie peuvent intervenir pour aider les parents à naviguer dans ces eaux troubles, assurant ainsi le bien-être émotionnel de l'enfant.

Lorsque la maladie progresse vers une phase avancée ou terminale, le soutien à la famille devient encore plus crucial. Les discussions sur les soins de fin de vie, les directives anticipées, l'accompagnement en soins palliatifs doivent être abordées avec sensibilité. Après le décès, le travail de deuil commence, un chemin parsemé d'embûches. Le soutien doit continuer, que ce soit à travers des thérapies de deuil, des groupes de soutien ou simplement une oreille attentive.

La maladie n'affecte pas seulement le patient, mais toute une communauté autour de lui. Le soutien à la famille et aux proches est une dimension essentielle des soins en oncologie, une responsabilité partagée par toute l'équipe médicale. En prenant soin des proches, on prend également soin du patient, car leur bien-être est inextricablement lié.

Chapitre 7:
LA DIMENSION ÉMOTIONNELLE

Faire face au stress et au burnout

Travailler en oncologie est sans aucun doute l'une des spécialités médicales les plus exigeantes, tant physiquement qu'émotionnellement. Confrontés quotidiennement à la souffrance, à la mort, mais aussi à l'espoir et à la guérison, les professionnels de santé en oncologie sont souvent sur une ligne de front émotionnelle. La charge accumulée peut mener au stress chronique et, à terme, au burnout. Comprendre et reconnaître ces phénomènes est crucial pour garantir le bien-être des soignants et, par extension, la qualité des soins offerts aux patients.

Le **stress** en oncologie peut avoir plusieurs origines : la confrontation quotidienne à la mort, les dilemmes éthiques, la pression de prendre des décisions cruciales, le rythme effréné de certaines unités, ou encore la gestion des relations avec les patients et leurs familles. Ce stress, lorsqu'il est persistant et mal géré, peut se transformer en épuisement professionnel, ou **burnout**. Il se manifeste par une fatigue intense, un désintérêt pour le travail, une baisse d'empathie et une détérioration des relations interpersonnelles.

Comment alors faire face à ces défis ?
- **Reconnaissance et sensibilisation** : Le premier pas vers la solution est souvent de reconnaître le problème. Les hôpitaux et les cliniques doivent sensibiliser leurs équipes aux signes du stress et du burnout et promouvoir une culture où il est acceptable de parler de ses difficultés.

- **Formation en gestion du stress** : Des ateliers et des séminaires axés sur les techniques de gestion du stress, comme la méditation, la pleine conscience, ou encore les techniques de relaxation, peuvent être d'une grande aide.
- **Supervision et soutien psychologique** : Mettre en place des sessions de supervision régulières où les soignants peuvent discuter de leurs cas difficiles, de leurs émotions et de leurs réactions, peut permettre de désamorcer bon nombre de situations stressantes.
- **Équilibre travail-vie personnelle** : Encourager les équipes à prendre du temps pour eux, à déconnecter, à passer du temps en famille, à pratiquer des activités relaxantes ou sportives, est crucial pour recharger les batteries.
- **Groupes de soutien entre pairs** : Créer des espaces où les professionnels peuvent partager leurs expériences, leurs défis et leurs réussites, peut offrir un exutoire émotionnel précieux.
- **Revoir l'organisation du travail** : Une charge de travail excessive, des horaires erratiques ou l'absence de pauses peuvent contribuer au burnout. Il est donc essentiel d'évaluer régulièrement l'organisation du travail et d'y apporter les ajustements nécessaires.
- **Formation continue** : La mise à jour régulière des connaissances et des compétences peut renforcer le sentiment de compétence et d'efficacité, réduisant ainsi le stress.

Faire face au stress et au burnout n'est pas une démarche ponctuelle, mais un engagement à long terme, qui nécessite la participation de l'ensemble des acteurs du système de santé. En prenant soin de leurs soignants, les établissements de santé garantissent la qualité et l'humanité des soins offerts à leurs patients.

La relation infirmier-patient: établir la confiance

Dans le monde complexe et souvent déstabilisant de la médecine, et tout particulièrement en oncologie, la relation entre l'infirmier et le patient joue un rôle cardinal. C'est une alliance thérapeutique, où l'infirmier, par son expertise et son empathie, guide, rassure et soutient le patient à travers les méandres du diagnostic, du traitement et du suivi. Établir la confiance est donc une étape essentielle à la réussite de cette relation.

La confiance n'est pas un élément automatique; elle se construit, se nourrit, s'entretient. Pour le patient, la maladie est souvent synonyme de vulnérabilité, d'inquiétude, parfois même d'isolement. Dans ce contexte, l'infirmier se présente comme un pilier, un interlocuteur de choix, un accompagnateur.

1. L'écoute active : La première étape pour construire cette confiance est d'écouter réellement. L'infirmier doit se montrer disponible, attentif à ce que le patient exprime, que ce soit verbalement ou non. Cette écoute active permet de cerner les préoccupations, les peurs, mais aussi les espoirs du patient.

2. La communication claire et transparente : Pour établir une confiance solide, l'infirmier doit être capable de fournir des informations exactes, compréhensibles et adaptées aux besoins du patient. Cela implique parfois de simplifier un jargon médical complexe ou d'expliquer plusieurs fois une même procédure, jusqu'à ce que le patient se sente en sécurité.

3. L'empathie : L'empathie est cette capacité à se mettre à la place de l'autre, à ressentir et à comprendre ce qu'il vit. C'est un trait essentiel pour l'infirmier. Il permet d'établir un lien émotionnel, une proximité qui rassure et apaise.

4. La constance : La confiance se nourrit également de la constance dans la relation. Un suivi régulier, des attitudes prévisibles et une disponibilité constante renforcent la sensation de sécurité pour le patient.

5. L'honnêteté : Si l'infirmier ne sait pas répondre à une question ou si une situation est incertaine, il est primordial d'être honnête et de le dire. Cela évite de créer de fausses attentes et renforce la crédibilité.

6. La confidentialité : Respecter la confidentialité des informations du patient est non seulement une obligation légale et éthique, mais c'est aussi un gage de confiance. Le patient doit savoir que ses données, ses confidences et son intimité sont protégées.

7. L'engagement : Montrer au patient qu'on est réellement engagé dans son bien-être, dans sa guérison ou son accompagnement, c'est lui assurer qu'il n'est pas seul dans cette épreuve.

Dans la tempête émotionnelle que peut représenter la maladie, la relation infirmier-patient est un phare, un point de repère rassurant. Établir et entretenir cette confiance est un art, une compétence essentielle pour garantir non seulement la qualité des soins, mais aussi le bien-être et la sérénité du patient. En oncologie, cette confiance peut faire toute la différence, offrant espoir et réconfort dans les moments les plus difficiles.

L'importance du travail en équipe

L'oncologie, par sa nature multidimensionnelle, exige une approche collaborative. Un patient atteint de cancer ne fait pas simplement face à une maladie physique; il est également confronté à un tourbillon d'émotions, de décisions à prendre et de bouleversements dans sa vie quotidienne. Le traitement du cancer n'est pas l'affaire d'un seul professionnel, mais celle d'une équipe soudée, engagée, et complémentaire.

1. Une prise en charge globale : Le cancer affecte l'organisme à plusieurs niveaux. Il y a bien sûr la tumeur elle-même, mais aussi les effets secondaires des traitements, les répercussions émotionnelles et psychologiques, les impacts sociaux et familiaux. Une équipe composée d'oncologues, d'infirmiers, de psychologues, de diététiciens, de travailleurs sociaux et d'autres spécialistes permet d'adresser tous ces aspects de manière holistique.

2. La complémentarité des compétences : Chaque membre de l'équipe apporte une expertise unique. L'oncologue peut déterminer le meilleur plan de traitement, l'infirmier accompagne et rassure le patient au quotidien, le psychologue aide à gérer le stress et les émotions, et le diététicien fournit des conseils pour gérer les troubles alimentaires liés aux traitements. Cette synergie garantit que le patient bénéficie des meilleures connaissances et compétences disponibles.

3. La cohésion dans la communication : Dans une équipe soudée, les informations circulent de manière fluide et efficace. Cela assure que chaque professionnel dispose des données les plus récentes et les plus pertinentes concernant le patient. C'est essentiel pour éviter les erreurs, les doublons et pour garantir la continuité des soins.

4. Le soutien émotionnel et professionnel : Travailler en oncologie est gratifiant, mais c'est aussi éprouvant. Les défis émotionnels sont nombreux. Faire partie d'une équipe signifie avoir des collègues sur lesquels compter, avec qui partager ses préoccupations, ses réussites et ses doutes. Cette solidarité est un rempart contre l'épuisement professionnel.

5. La stimulation intellectuelle : La médecine est un domaine en constante évolution. Dans une équipe, les membres peuvent échanger sur les dernières recherches, partager leurs expériences, et se former mutuellement. C'est un terreau fertile pour l'innovation et l'excellence.

6. La personnalisation des soins : Grâce à une équipe pluridisciplinaire, il est possible d'adapter les soins à la singularité de chaque patient. Chacun est unique, et l'approche collaborative permet de répondre aux besoins spécifiques de chacun.

Le travail en équipe en oncologie n'est pas une simple option, c'est une nécessité. Il est au cœur de la prise en charge optimale du patient, garantissant que chaque aspect de sa maladie est adressé avec compétence, compassion et efficacité. Dans cette aventure humaine et médicale, la solidarité professionnelle est une force inestimable, aussi bien pour les soignants que pour les patients.

Chapitre 8:
ÉTUDES DE CAS

Cas 1: Lymphome et complications

Le lymphome est un cancer qui se développe à partir des lymphocytes, une sorte de globules blancs essentiels au bon fonctionnement de notre système immunitaire. Comme pour tout cancer, la prise en charge des lymphomes nécessite une approche globale, car en plus de la maladie elle-même, les patients peuvent rencontrer diverses complications, liées soit à la maladie, soit aux traitements.

1. Complications liées à la maladie :
  • **Syndrome tumoral :** Dans certains cas, les cellules cancéreuses se décomposent rapidement, libérant dans le sang des substances qui peuvent causer des problèmes rénaux ou des troubles cardiaques.
  • **Compression médullaire :** La croissance d'une masse tumorale peut comprimer la moelle épinière, entraînant des douleurs, une faiblesse ou même une paralysie.
  • **Système immunitaire affaibli :** Comme le lymphome affecte le système immunitaire, les patients sont souvent plus susceptibles aux infections.
  • **Syndrome cave supérieur :** La compression ou l'obstruction de la veine cave supérieure par une tumeur peut entraîner un gonflement du visage, du cou, des bras et du haut de la poitrine.
  • **Accumulation de liquide :** Certains lymphomes peuvent provoquer une accumulation de liquide autour du cœur (péricardite) ou des poumons (pleurésie).

2. Complications liées aux traitements :

- **Neutropénie :** La chimiothérapie peut entraîner une diminution des globules blancs, augmentant le risque d'infections.
- **Anémie :** Une diminution des globules rouges peut causer fatigue, pâleur et essoufflement.
- **Thrombopénie :** Une diminution des plaquettes sanguines peut provoquer des saignements ou des ecchymoses.
- **Toxicité cardiaque :** Certains médicaments peuvent affecter le cœur, il est donc essentiel de surveiller régulièrement la fonction cardiaque pendant le traitement.
- **Neuropathie périphérique :** Certains traitements peuvent affecter les nerfs, provoquant des fourmillements, des picotements ou des douleurs.
- **Syndrome de lyse tumorale :** Il s'agit d'une urgence médicale causée par la libération rapide de cellules tumorales dans le sang après le début d'un traitement.
- **Infertilité :** La chimiothérapie et la radiothérapie peuvent affecter la fertilité.
- **Second cancers :** Bien que rares, les traitements du lymphome peuvent augmenter le risque de développer un autre type de cancer à l'avenir.

La prise en charge des lymphomes nécessite une surveillance médicale rigoureuse pour détecter et traiter rapidement ces complications. C'est un parcours qui peut être éprouvant, mais avec une approche holistique qui prend en compte à la fois la maladie et le bien-être global du patient, de nombreux défis peuvent être surmontés. La recherche continue également de faire progresser les traitements, réduisant les effets secondaires et améliorant les taux de survie.

Cas 2: Carcinome du sein et reconstructions post-opératoires

Le carcinome du sein est l'un des cancers les plus courants chez les femmes. Le diagnostic et le traitement du cancer du sein peuvent avoir des répercussions profondes, tant physiquement qu'émotionnellement. Pour beaucoup de femmes, une partie du processus de guérison après une mastectomie (ablation du sein) ou une chirurgie conservatrice est la reconstruction mammaire. Cette reconstruction joue un rôle essentiel dans la réhabilitation physique et psychologique.

1. Pourquoi opter pour une reconstruction mammaire ?
   - **Restauration de l'image corporelle :** Pour certaines femmes, la reconstruction mammaire contribue à restaurer la confiance en soi et à surmonter le traumatisme associé à la perte d'un sein.
   - **Symétrie :** Si un seul sein a été affecté par le cancer, la reconstruction peut aider à retrouver une symétrie entre les deux seins.
   - **Choix personnel :** Chaque femme est différente. Certaines peuvent choisir de ne pas subir de reconstruction ou de porter une prothèse mammaire externe. La décision de reconstruire ou non le sein est profondément personnelle.
2. Options de reconstruction mammaire :
   - **Reconstruction par prothèse :** Cette méthode utilise des implants en silicone ou en solution saline pour reformer le sein. C'est l'une des techniques les plus courantes.
   - **Reconstruction autologue :** Aussi appelée "reconstruction utilisant les tissus du corps", elle utilise des tissus provenant d'autres parties du corps, comme l'abdomen, la cuisse ou le dos, pour créer une nouvelle poitrine.

- **Reconstruction combinée :** Cette approche combine l'utilisation d'implants et de tissus autologues.
- **Reconstruction du mamelon et de l'aréole :** Après avoir reconstruit le sein, certaines femmes choisissent également de reconstruire le mamelon et l'aréole pour une apparence plus naturelle.

3. Moments propices à la reconstruction :
- **Reconstruction immédiate :** Cela se fait au même moment que la mastectomie. Une seule intervention est nécessaire, ce qui peut être moins traumatisant pour certaines femmes.
- **Reconstruction différée :** Elle est réalisée après la mastectomie, souvent après d'autres traitements tels que la chimiothérapie ou la radiothérapie.

4. Ce qu'il faut savoir avant de se lancer :
- **Résultats variables :** Les résultats de la reconstruction varient d'une femme à l'autre. Il est important de discuter avec son chirurgien des attentes et des résultats possibles.
- **Possibles complications :** Comme pour toute chirurgie, il y a des risques associés à la reconstruction mammaire, tels que l'infection, les complications liées aux implants ou les cicatrices.
- **Sensibilité :** La sensibilité du sein reconstruit peut être différente de celle du sein d'origine.
- **Suivi médical :** Même après une reconstruction, il est crucial de continuer les examens réguliers pour s'assurer que le cancer ne revient pas.

La décision de subir une reconstruction mammaire après un carcinome du sein est un voyage intime et individuel. Avec les avancées médicales actuelles, les femmes ont plus d'options que jamais pour retrouver une sensation de plénitude et de bien-être après un diagnostic de cancer du sein.

Cas 3: Sarcome:
un défi multidisciplinaire

Les sarcomes représentent un groupe hétérogène de cancers qui se développent à partir des tissus conjonctifs, tels que les os, les muscles, les tendons, les cartilages et les tissus adipeux. En raison de leur rareté et de leur diversité, leur prise en charge requiert une approche multidisciplinaire pour garantir le meilleur traitement et suivi possibles.

1. Les particularités du sarcome :
   - **Diversité :** Les sarcomes peuvent se manifester dans n'importe quelle partie du corps, et il existe plus de 70 sous-types histologiques. Cela implique des défis diagnostiques et thérapeutiques spécifiques.
   - **Rare :** Les sarcomes ne représentent qu'environ 1% de l'ensemble des cancers chez les adultes, mais ils sont plus courants chez les enfants.
   - **Aggressivité variable :** Tous les sarcomes ne sont pas agressifs. Certains peuvent croître lentement et rester localisés, tandis que d'autres sont très agressifs et métastatiques.
2. L'importance d'une approche multidisciplinaire :
   - **Diagnostic précis :** Un diagnostic exact est crucial pour déterminer le type et le stade du sarcome. Cela nécessite une collaboration étroite entre radiologues, pathologistes et oncologues.
   - **Planification du traitement :** Les choix de traitement peuvent inclure la chirurgie, la chimiothérapie, la radiothérapie ou une combinaison de ces méthodes. Un comité de spécialistes, incluant chirurgiens, oncologues médicaux et radiothérapeutes, se réunit souvent pour élaborer un plan adapté à chaque patient.
   - **Reconstruction :** Dans les cas où un sarcome nécessite une chirurgie importante, des chirurgiens

plasticiens peuvent être sollicités pour la reconstruction, afin de préserver au maximum la fonction et l'apparence.

3. Le rôle crucial du suivi :

- **Détection précoce des récidives :** Les sarcomes, en particulier les formes agressives, peuvent revenir. Un suivi régulier avec des examens d'imagerie est essentiel pour détecter rapidement toute récidive.

- **Réhabilitation :** En raison de l'impact potentiel sur la fonction (par exemple, si le sarcome est situé près d'une articulation ou d'un muscle majeur), les patients peuvent avoir besoin de physiothérapie ou d'autres formes de réhabilitation.

- **Soutien psychologique :** La nature souvent agressive du sarcome, combinée à la complexité de son traitement, peut avoir des répercussions psychologiques. Les services de soutien psychologique ou de counseling sont souvent indispensables pour aider les patients à naviguer à travers ces défis.

4. Recherche et évolution :

Étant donné la rareté des sarcomes, la recherche collaborative est cruciale. Des réseaux et des consortiums internationaux se concentrent sur le développement de nouveaux traitements et la compréhension de la biologie des sarcomes.

La prise en charge des sarcomes symbolise l'importance d'une approche multidisciplinaire en oncologie. De la précision du diagnostic à la planification du traitement, en passant par le suivi post-thérapeutique, chaque étape nécessite la collaboration de spécialistes dédiés pour offrir aux patients les meilleures chances de succès et de qualité de vie.

Chapitre 9:
LA COMMUNICATION EN ONCOLOGIE

Les compétences nécessaires pour une communication efficace

Dans le vaste monde des interactions humaines, la communication est la clé de voûte. C'est par le biais de la communication que nous exprimons nos besoins, nos idées, nos sentiments et nos intentions. Ainsi, pour qu'une communication soit réellement efficace, il est impératif de posséder un ensemble de compétences qui vont bien au-delà de la simple transmission d'informations. Examinons les compétences essentielles à maîtriser pour une communication vraiment efficace.

1. L'écoute active :
Avant même de parler, il est crucial d'apprendre à écouter. L'écoute active nécessite une attention totale à l'interlocuteur, évitant les interruptions tout en donnant des signes d'engagement, comme le hochement de tête ou le contact visuel.

2. La clarté et la concision :
La simplicité est souvent le meilleur moyen d'éviter les malentendus. Il est important de formuler ses pensées de manière claire et concise, en évitant le jargon inutile ou les détails superflus.

3. La capacité d'adaptation :
Tous les interlocuteurs ne sont pas identiques. Savoir adapter son langage, son ton ou son approche en fonction de son audience permet une meilleure réception du message.

4. L'empathie :
La capacité de se mettre à la place de l'autre est centrale. Cela permet non seulement de comprendre le point de vue

de l'autre, mais aussi de répondre de manière appropriée à ses sentiments ou préoccupations.

5. La maîtrise du langage non verbal :
La majorité de notre communication n'est pas verbale. Les expressions faciales, la posture, le ton de la voix et les gestes peuvent tous transmettre des messages, parfois plus puissamment que les mots eux-mêmes.

6. La gestion des émotions :
Il est essentiel de savoir gérer ses émotions, notamment dans des situations conflictuelles. Garder son calme, éviter d'être sur la défensive et reconnaître ses propres sentiments sont des étapes cruciales.

7. La formulation de questions :
Poser les bonnes questions – et au bon moment – peut aider à clarifier les ambiguïtés, à approfondir une discussion ou à encourager l'autre à s'exprimer davantage.

8. Le feedback constructif :
Donner et recevoir des retours est une compétence essentielle. Il est important de savoir comment fournir des feedbacks de manière constructive, en se concentrant sur des points précis et en évitant les attaques personnelles.

9. L'affirmation de soi :
Exprimer ses besoins, ses sentiments ou ses opinions de manière respectueuse mais claire est une compétence essentielle. Cela évite les malentendus et renforce la confiance mutuelle.

10. La patience :
La patience est souvent sous-estimée, mais elle est fondamentale. Attendre le bon moment pour parler, donner à l'autre le temps de s'exprimer ou réfléchir avant de répondre sont autant de pratiques qui favorisent une communication harmonieuse.

En développant et en affinant ces compétences, on se donne les moyens d'établir des relations plus enrichissantes et satisfaisantes, tant sur le plan professionnel que personnel. Dans un monde où la mésinformation et les malentendus sont monnaie courante, une communication efficace est plus précieuse que jamais.

Les obstacles
à une bonne communication

La communication est une compétence qui, bien que naturelle, peut souvent être entravée par divers obstacles. Ces entraves peuvent rendre la transmission d'informations difficile, voire impossible. Elles peuvent également provoquer des malentendus, de la frustration et des conflits. Identifier ces obstacles est la première étape vers une communication plus fluide et efficace. Voici un aperçu des barrières les plus courantes à une bonne communication :

1. Distractions environnementales :
Des bruits forts, un environnement chaotique ou même des distractions visuelles peuvent entraver la concentration, rendant difficile l'écoute et la compréhension.

2. Langage non verbal incohérent :
Le langage corporel, les expressions faciales et le ton de voix peuvent transmettre un message différent de celui des mots utilisés, créant ainsi de la confusion.

3. Barrières culturelles :
Les différences culturelles peuvent influencer la manière dont les messages sont perçus et interprétés. Des gestes ou des expressions communes dans une culture peuvent être mal compris, voire offensants, dans une autre.

4. Émotions fortes :
La colère, la tristesse, l'excitation ou le stress peuvent brouiller le message. Lorsque nous sommes submergés par des émotions, nous pouvons avoir du mal à écouter ou à nous exprimer clairement.

5. Préjugés et stéréotypes :
Avoir des idées préconçues ou des stéréotypes à propos d'une personne ou d'un groupe peut affecter la manière dont on reçoit et interprète leurs messages.

6. Mauvaise écoute :
Écouter passivement, sans vraiment prêter attention, est un obstacle majeur à une communication efficace.

7. Surcharge d'informations :
Être submergé par trop d'informations à la fois peut rendre difficile la digestion et la rétention du message.

8. Utilisation excessive de jargon :
S'appuyer sur des termes techniques ou spécifiques à un domaine sans les expliquer peut exclure ceux qui ne sont pas familiers avec le sujet.

9. Barrières physiques :
Des problèmes d'audition, de vision ou d'autres handicaps peuvent rendre la communication plus difficile.

10. Assumptions et sauts de conclusions :
Assumer que l'on sait ce que l'autre pense ou ressent sans vérification peut conduire à des malentendus.

11. Manque d'assertivité :
Ne pas exprimer ses propres besoins, sentiments ou opinions peut empêcher une communication ouverte et honnête.

12. Fermeture d'esprit :
Ne pas être ouvert à de nouvelles idées ou perspectives peut empêcher une véritable compréhension et un échange d'informations.

13. Problèmes linguistiques :
La communication entre personnes parlant différentes langues ou dialectes peut présenter des défis évidents.

En reconnaissant ces obstacles et en étant conscient de leur influence, nous pouvons travailler à les surmonter, en adaptant notre style de communication et en développant des compétences pour faciliter une interaction plus harmonieuse. Chaque effort pour surmonter ces barrières rapproche d'une communication plus transparente, authentique et efficace.

Les discussions difficiles: annoncer un diagnostic, une récidive, la fin de vie...

La transmission de nouvelles, surtout lorsqu'elles sont bouleversantes ou inattendues, est l'une des responsabilités les plus délicates du personnel soignant. Ces discussions revêtent une importance particulière en oncologie, où les nouvelles peuvent radicalement changer la vie du patient et de ses proches. Naviguer avec compassion, honnêteté et sensibilité est essentiel lors de ces échanges. Voici un aperçu de la manière d'aborder ces discussions difficiles.

1. Préparation à la conversation :
Il est essentiel de se préparer mentalement et émotionnellement à ces échanges. Cela implique non seulement de comprendre tous les détails médicaux, mais aussi de se connecter à son propre sens de l'empathie et de la compassion.

2. Créer un environnement propice :
Choisissez un lieu calme, privé et sans distractions. Assurez-vous que le patient est confortable et qu'il a tout le temps nécessaire pour digérer les informations.

3. Présence et écoute active :
L'importance d'être pleinement présent et attentif ne saurait être sous-estimée. Le patient doit sentir qu'il est la priorité, que ses sentiments, questions et préoccupations seront entendus.

4. Communiquer avec clarté et honnêteté :
Il est crucial d'être direct, mais aussi sensible. Utilisez un langage clair, évitez le jargon médical compliqué et

assurez-vous que le patient et sa famille comprennent les informations.

5. Laisser le patient exprimer ses émotions :

Il est normal que le patient éprouve un éventail d'émotions. Qu'il s'agisse de choc, de tristesse, de colère ou de confusion, permettez-lui de s'exprimer sans jugement.

6. Offrir du soutien :

Après avoir délivré les nouvelles, proposez des ressources pour aider le patient à gérer la situation. Cela pourrait inclure des références à des groupes de soutien, des thérapeutes ou d'autres spécialistes.

7. Impliquer la famille :

Avec la permission du patient, il peut être bénéfique d'inclure des membres de la famille dans ces discussions. Ils peuvent offrir un soutien précieux et peuvent également avoir leurs propres questions ou préoccupations.

8. Fournir des options lorsque cela est possible :

Si des options de traitement ou d'autres décisions sont à prendre, présentez-les de manière claire et compréhensible. Donnez au patient le temps et l'espace nécessaires pour réfléchir à ces choix.

9. Confirmez la compréhension :

Après avoir partagé les nouvelles, vérifiez que le patient a compris les informations. Encouragez-le à poser des questions et à exprimer ses préoccupations.

10. Assurez un suivi :

Les nouvelles peuvent nécessiter un certain temps pour être pleinement assimilées. Prévoyez un autre rendez-vous ou un appel de suivi pour discuter de toute question ou préoccupation ultérieure.

11. Prenez soin de vous :

En tant que professionnel de la santé, il est essentiel de reconnaître l'impact émotionnel que ces conversations peuvent avoir sur vous-même. Cherchez du soutien si nécessaire, que ce soit par le biais de collègues, de supervision ou de counseling.

Aborder ces discussions avec compassion, patience et empathie est essentiel. Même si les nouvelles sont difficiles, le respect et la compréhension peuvent faciliter ce processus douloureux pour le patient et sa famille.

Chapitre 10:
ASPECTS ÉTHIQUES EN ONCOLOGIE

La prise de décision
en situation complexe

Dans le domaine médical, en particulier en oncologie, les professionnels sont souvent confrontés à des décisions complexes qui ont des implications majeures pour la vie des patients. Ces décisions peuvent englober des choix de traitement, des dilemmes éthiques ou des situations où l'issue est incertaine. Naviguer dans ces eaux turbulentes nécessite une combinaison de compétences techniques, émotionnelles et éthiques.

1. Reconnaissance de la complexité :
La première étape est de reconnaître que la situation est complexe. Cela implique d'accepter qu'il pourrait ne pas y avoir de "bonne" réponse et que chaque décision peut avoir des conséquences positives et négatives.

2. Rassembler des informations :
Avant de prendre une décision, il est crucial de collecter toutes les informations pertinentes. Cela inclut les détails médicaux, l'historique du patient, les préférences du patient et de sa famille, ainsi que les ressources disponibles.

3. Évaluation des options :
Une fois que toutes les informations sont recueillies, examinez les différentes options disponibles. Chaque option devrait être évaluée en fonction de ses avantages, risques, coûts et conséquences potentielles à long terme.

4. Consulter et collaborer :
Engagez-vous avec d'autres professionnels de santé, collègues, équipes multidisciplinaires et, le cas échéant, avec les proches du patient. Ces consultations peuvent

apporter de nouvelles perspectives ou des informations supplémentaires qui pourraient influencer la décision.

5. Intégrer les préférences et les valeurs du patient :
En médecine, le patient est au centre des soins. Il est donc essentiel d'intégrer leurs préférences, leurs valeurs et leurs souhaits dans le processus décisionnel.

6. Réflexion éthique :
Certaines situations nécessitent une réflexion approfondie sur les implications éthiques. Ces considérations peuvent inclure le bien-être du patient, le respect de l'autonomie, la justice et la non-nuisance.

7. Communication claire :
Il est essentiel de communiquer la décision, ainsi que le raisonnement derrière celle-ci, de manière claire et compréhensible au patient et à sa famille. Cela aide à instaurer la confiance et facilite l'acceptation de la décision.

8. Évaluation continue :
Après avoir pris une décision, il est crucial d'évaluer continuellement la situation. Les circonstances peuvent changer, de nouvelles informations peuvent émerger, et une réévaluation peut être nécessaire.

9. Accepter l'incertitude :
En oncologie, comme dans d'autres domaines de la médecine, il peut y avoir une incertitude inhérente. Accepter cette incertitude et être transparent à ce sujet avec le patient est crucial.

10. Soutien émotionnel :
Les décisions complexes peuvent avoir un impact émotionnel tant sur le professionnel de santé que sur le patient. Assurez-vous de chercher du soutien émotionnel si nécessaire et d'offrir ce soutien au patient et à sa famille.

11. Réflexion personnelle :
Prenez le temps de réfléchir sur les décisions complexes, d'apprendre de chaque situation et d'améliorer continuellement vos compétences décisionnelles.

La prise de décision en situation complexe est une compétence qui se développe avec le temps, l'expérience et la réflexion. Elle nécessite une combinaison d'analyse rationnelle, d'intuition, de compassion et de respect pour la dignité et l'autonomie du patient.

Les dilemmes éthiques courants

Dans le domaine médical, et tout particulièrement en oncologie, les dilemmes éthiques sont omniprésents. Ces défis peuvent surgir à tout moment, mettant à l'épreuve les valeurs, les convictions et la conscience professionnelle des soignants. Voici un aperçu des dilemmes éthiques les plus couramment rencontrés et des considérations qui les sous-tendent.

1. Autonomie vs. bienfaisance :
   * **Problématique :** Un patient refuse un traitement qui, selon l'équipe médicale, est dans son meilleur intérêt.
   * **Considérations :** Respecter le droit du patient à l'autodétermination tout en cherchant à agir pour son bien-être.
2. Information complète vs. espoir :
   * **Problématique :** Dans quelle mesure faut-il informer un patient sur un pronostic sombre sans lui enlever tout espoir ?
   * **Considérations :** Balancer entre la transparence et le désir de protéger le moral du patient.
3. Prolongation de la vie vs. qualité de vie :
   * **Problématique :** Faut-il poursuivre des traitements invasifs qui pourraient prolonger la vie mais diminuer sa qualité ?
   * **Considérations :** Évaluer les bénéfices par rapport aux souffrances potentielles.

4. Ressources limitées vs. soins optimaux :
   - **Problématique :** Comment décider de l'allocation de ressources limitées, comme un médicament coûteux ou un accès limité à une machine d'imagerie?
   - **Considérations :** Équilibre entre l'équité, l'utilité et le besoin.
5. Respect des valeurs culturelles vs. standards médicaux :
   - **Problématique :** Comment réagir quand les croyances culturelles ou religieuses d'un patient entrent en conflit avec les recommandations médicales ?
   - **Considérations :** Reconnaître l'importance des valeurs individuelles tout en adhérant aux normes de soins.
6. Confidentialité vs. protection d'autrui :
   - **Problématique :** Faut-il rompre la confidentialité si un patient pose un risque pour lui-même ou pour autrui ?
   - **Considérations :** Peser le droit à la vie privée contre le devoir de protéger.
7. Décisions de fin de vie :
   - **Problématique :** Quand, comment et dans quelles conditions envisager l'arrêt des soins de soutien vital ou la mise en place de mesures de confort uniquement ?
   - **Considérations :** Respecter les souhaits du patient, la qualité de vie et les opinions des proches et de l'équipe médicale.
8. Recherche clinique vs. soins au patient :
   - **Problématique :** Comment équilibrer les besoins de la recherche médicale avec les intérêts individuels du patient lors de la participation à un essai clinique ?
   - **Considérations :** Assurer une information complète, un consentement éclairé et protéger les droits du patient.

9. Défis du consentement éclairé :
- **Problématique :** Comment s'assurer que le patient comprend pleinement les implications, les risques et les bénéfices d'un traitement ou d'une procédure?
- **Considérations :** Fournir des informations claires, donner du temps pour poser des questions, et évaluer la capacité de décision du patient.

Chacun de ces dilemmes nécessite une approche réfléchie, équilibrant les principes éthiques, les besoins du patient et les réalités médicales. L'engagement dans des discussions ouvertes, honnêtes et compassionnées est essentiel pour naviguer dans ces eaux délicates.

Le consentement éclairé et la capacité du patient

Le consentement éclairé est une pierre angulaire de la pratique médicale éthique et patient-centrée. Il reconnaît et respecte l'autonomie du patient en lui permettant de prendre des décisions éclairées sur sa santé. Cependant, le processus de consentement éclairé est intrinsèquement lié à la capacité du patient à comprendre, à évaluer et à décider. C'est une danse délicate entre respecter les droits du patient et s'assurer de sa protection.

1. Fondements du consentement éclairé :

Le consentement éclairé est basé sur le principe que chaque individu a le droit de décider de ce qui lui est fait sur le plan médical. Pour qu'un consentement soit véritablement "éclairé", le patient doit :
- Comprendre les informations fournies.
- Évaluer les options disponibles.
- Décider en toute liberté, sans contrainte ni influence indue.

2. Processus de consentement éclairé :

- **Information :** Le professionnel de santé doit fournir au patient toutes les informations pertinentes concernant le diagnostic, le pronostic, les options de traitement, les risques, les bénéfices et les alternatives.
- **Compréhension :** Il est crucial de s'assurer que le patient a bien compris toutes ces informations. Cela peut nécessiter d'expliquer les concepts complexes dans un langage simple et accessible.
- **Décision :** Une fois informé, le patient fait un choix en fonction de ses valeurs, ses préférences et ses circonstances.

3. Évaluer la capacité du patient :

La capacité fait référence à la capacité du patient à comprendre les informations fournies, à évaluer les options et à prendre une décision éclairée. Elle est spécifique à chaque décision et peut varier selon la situation. Pour évaluer la capacité, on considère généralement :

- La compréhension du patient de la situation médicale.
- Sa capacité à comprendre les conséquences des différentes options.
- Sa capacité à communiquer sa décision.

4. Dilemmes liés à la capacité :

Il arrive que des patients soient jugés incapables de donner un consentement éclairé, que ce soit en raison de troubles cognitifs, de maladies mentales, ou d'autres facteurs. Dans ces situations :

- Un tuteur légal ou un représentant médical peut être sollicité pour donner son consentement au nom du patient.
- Il est essentiel de toujours agir dans le meilleur intérêt du patient, tout en respectant autant que possible ses souhaits antérieurement exprimés.

5. Consentement éclairé chez les enfants et les adolescents :

La capacité des mineurs à donner leur consentement

dépend de leur maturité émotionnelle et intellectuelle. Bien que les parents ou tuteurs soient généralement impliqués, il est crucial d'inclure l'enfant ou l'adolescent dans les discussions, selon son niveau de compréhension.

6. Refus du traitement :

Un patient capable a le droit de refuser un traitement, même si cela va à l'encontre des recommandations médicales. Dans ces situations, il est vital de s'assurer que le patient comprend les conséquences de son choix.

Le consentement éclairé n'est pas simplement une formalité ou une signature sur un document. C'est un processus dynamique qui nécessite une communication ouverte, honnête et bidirectionnelle entre le professionnel de santé et le patient. En respectant l'autonomie du patient et en reconnaissant les nuances de la capacité, les soignants peuvent offrir des soins qui sont à la fois éthiquement solides et centrés sur le patient.

Chapitre 11:
L'ONCOLOGIE PÉDIATRIQUE

Différences clés
entre les cancers pédiatriques et adultes

Le cancer est une maladie complexe qui varie grandement selon les individus et l'âge. Les cancers pédiatriques, bien que rares comparés aux cancers de l'adulte, présentent des particularités distinctes qui les distinguent à plusieurs niveaux. Comprendre ces différences est essentiel pour garantir une prise en charge optimale pour chaque groupe d'âge.

1. Types de cancer :
   - **Pédiatriques :** Les leucémies (en particulier la leucémie lymphoblastique aiguë) sont les plus courantes chez les enfants. D'autres cancers fréquents incluent les tumeurs cérébrales, le neuroblastome, le sarcome d'Ewing et le sarcome d'ostéosarcome.
   - **Adultes :** Les carcinomes (cancers des cellules épithéliales) sont prédominants chez les adultes, comme le cancer du poumon, du sein, de la prostate et du côlon.
2. Causes et facteurs de risque :
   - **Pédiatriques :** Les causes des cancers pédiatriques restent largement inconnues. Des mutations génétiques congénitales et certaines maladies héréditaires peuvent augmenter le risque.
   - **Adultes :** L'exposition à des facteurs environnementaux (tabac, alcool, rayonnements UV) et certaines habitudes de vie sont des causes majeures. Les antécédents familiaux peuvent également jouer un rôle.

3. Croissance et propagation :
   - **Pédiatriques :** Les cancers de l'enfant ont tendance à évoluer rapidement, mais ils répondent généralement mieux à la chimiothérapie.
   - **Adultes :** Ils peuvent évoluer plus lentement, mais peuvent être plus résistants à certains traitements. Ils sont également plus susceptibles de métastaser.
4. Localisation :
   - **Pédiatriques :** Les cancers pédiatriques sont souvent présents dans les parties du corps qui sont en pleine croissance, comme les os et le système nerveux central.
   - **Adultes :** Ils sont souvent situés dans des organes ou des tissus spécifiques, comme les poumons, la prostate, ou le sein.
5. Approche thérapeutique :
   - **Pédiatriques :** Les enfants nécessitent des dosages spécifiques et une surveillance attentive des effets secondaires. Leur traitement est souvent centralisé dans des centres spécialisés.
   - **Adultes :** Le traitement est plus diversifié et peut être administré en fonction du stade de la maladie, des comorbidités et de l'âge du patient.
6. Conséquences à long terme :
   - **Pédiatriques :** Les enfants ont un potentiel de vie plus long après le traitement, mais ils peuvent être exposés à des effets secondaires à long terme tels que des problèmes de croissance, de fertilité ou d'autres cancers à l'âge adulte.
   - **Adultes :** Les conséquences à long terme sont généralement associées à l'âge, aux comorbidités et aux effets secondaires spécifiques du traitement.
7. Taux de survie :
   - **Pédiatriques :** En général, le taux de survie pour les cancers pédiatriques est plus élevé que chez les adultes, grâce en partie à une meilleure réponse au traitement.

- **Adultes :** Bien que de nombreux cancers chez l'adulte aient un bon taux de survie lorsqu'ils sont détectés tôt, d'autres peuvent avoir un pronostic moins favorable en raison de leur nature agressive ou de leur détection tardive.

Les cancers pédiatriques et adultes, bien que partageant le même nom de "cancer", présentent des différences notables en termes de type, de cause, de traitement et de pronostic. Une compréhension approfondie de ces distinctions est essentielle pour garantir une prise en charge adaptée à chaque patient, quel que soit son âge.

Le rôle de l'infirmier auprès de l'enfant et de sa famille

En pédiatrie, l'infirmier ne soigne pas seulement l'enfant, mais aussi sa famille. Leur rôle s'étend bien au-delà de la simple administration des médicaments ou de la surveillance des signes vitaux. Ils deviennent souvent un pilier de soutien, une source d'information et un lien entre la famille et l'équipe médicale.

1. Évaluation et soins cliniques :
L'infirmier évalue régulièrement l'état de santé de l'enfant, surveille les symptômes, administre des traitements et s'assure que l'enfant est aussi confortable que possible.

2. Éducation et information :
Il fournit des informations claires et compréhensibles sur la maladie, les traitements et les soins à domicile. Cette éducation aide les parents à mieux comprendre la situation, à participer activement aux soins et à prendre des décisions éclairées.

3. Soutien émotionnel :
Face à la maladie d'un enfant, les émotions peuvent être à vif. L'infirmier offre un soutien émotionnel à la fois à l'enfant

et à sa famille, les aidant à traiter les sentiments de peur, d'incertitude et de tristesse.

4. Plaidoyer pour l'enfant :
L'infirmier défend les droits de l'enfant, s'assurant que ses besoins sont satisfaits et que sa voix est entendue, même s'il est trop jeune pour s'exprimer.

5. Collaboration avec l'équipe médicale :
L'infirmier joue un rôle central dans l'équipe de soins, communiquant les préoccupations, les observations et les besoins de l'enfant et de sa famille aux autres professionnels de santé.

6. Facilitation de la dynamique familiale :
En reconnaissant que chaque famille a sa propre dynamique et ses propres besoins, l'infirmier aide à faciliter les interactions familiales positives et à soutenir la famille dans son ensemble.

7. Soutien à la transition :
Que ce soit pour rentrer à la maison après une hospitalisation ou pour passer d'un service à un autre, l'infirmier joue un rôle crucial pour s'assurer que cette transition se déroule le plus en douceur possible.

8. Promotion de l'autonomie :
Selon l'âge de l'enfant, l'infirmier encourage l'autonomie et l'indépendance, en aidant l'enfant à participer à ses soins et à comprendre sa maladie.

9. Assistance dans les situations difficiles :
Dans les moments les plus douloureux, comme l'annonce d'un diagnostic grave ou la fin de vie, l'infirmier offre soutien, compassion et soins à l'enfant et à sa famille.

10. Orientation vers des ressources :
L'infirmier peut recommander des groupes de soutien, des thérapies ou d'autres ressources pour aider la famille à faire face et à trouver du soutien au-delà de l'hôpital.

Le rôle de l'infirmier en pédiatrie est vaste et multidimensionnel. En établissant des relations de confiance avec l'enfant et sa famille, l'infirmier assure une continuité des soins, un soutien émotionnel et une éducation, renforçant ainsi le bien-être global de l'enfant tout en accompagnant la famille à travers les défis de la maladie.

Les défis spécifiques
des soins palliatifs en pédiatrie

Confrontés à la maladie grave d'un enfant, les soins palliatifs en pédiatrie présentent des défis particuliers, souvent plus poignants et complexes que ceux rencontrés dans les soins palliatifs pour adultes. Ces soins visent à offrir une qualité de vie maximale à l'enfant tout en soutenant sa famille dans une période de douleur et d'incertitude.

1. Confrontation à l'injustice :
La mort imminente ou la maladie incurable d'un enfant est souvent perçue comme contraire à l'ordre naturel des choses, ce qui intensifie le sentiment d'injustice et d'impuissance chez les proches et le personnel soignant.
2. Communication délicate :
Expliquer une maladie grave ou un pronostic sombre à un enfant requiert une finesse particulière. Il s'agit de présenter les faits d'une manière adaptée à son âge et à sa capacité de compréhension, tout en préservant son innocence.
3. Soutien aux parents :
Les parents vivent une détresse profonde face à la souffrance ou à la perte imminente de leur enfant. Les aider à naviguer dans cette tempête émotionnelle tout en les encourageant à participer aux décisions concernant les soins est un défi majeur.
4. Prise en compte de la fratrie :
Les frères et sœurs peuvent se sentir négligés ou incompris. Il est crucial de les intégrer dans le processus,

de répondre à leurs questions et de leur offrir un soutien émotionnel.

5. Évaluation de la douleur :

Les enfants, en particulier les plus jeunes, peuvent avoir du mal à exprimer leur douleur. L'évaluation et la gestion adéquates de leur inconfort exigent une attention et une expertise particulières.

6. Décisions éthiques :

Dans certains cas, des décisions difficiles concernant la poursuite ou l'arrêt des traitements doivent être prises. Ces décisions sont lourdes de conséquences et nécessitent une communication transparente et compatissante entre l'équipe médicale et la famille.

7. Préparation à la fin de vie :

Créer un environnement paisible, digne et confortable pour l'enfant en phase terminale est essentiel. Cela peut inclure des rituels, la présence de proches ou l'intégration de symboles et de souvenirs.

8. Soutien après la perte :

La période suivant le décès de l'enfant est cruciale. Les parents et la famille ont besoin d'un soutien pour faire face au deuil, et l'équipe médicale elle-même peut nécessiter une assistance pour traiter ses propres émotions.

9. Formation spécialisée :

Les soignants en pédiatrie palliative doivent posséder des compétences spécifiques pour répondre aux besoins uniques de ces enfants et de leurs familles.

10. Ressources limitées :

Dans de nombreux systèmes de santé, les ressources dédiées aux soins palliatifs pédiatriques sont limitées, ce qui peut restreindre les options disponibles pour le traitement et le soutien.

Les soins palliatifs en pédiatrie sont une vocation exigeante et émotionnellement intense. Malgré les nombreux défis, l'objectif reste de garantir que chaque enfant reçoive des soins compatissants, individualisés et de qualité, tout en soutenant sa famille pendant et après cette période difficile.

Chapitre 12:
LES SOINS À DOMICILE ET EN AMBULATOIRE

L'importance croissante des soins hors de l'hôpital

À mesure que les systèmes de santé évoluent, une tendance émergente se dessine : de plus en plus de soins sont délivrés en dehors du cadre traditionnel de l'hôpital. Cette transition vers des soins en externe, en ambulatoire ou à domicile présente des avantages considérables, mais elle soulève également des défis. Abordons l'importance croissante de cette approche.

1. Démographie et besoins du patient :
Avec le vieillissement de la population et la prévalence croissante des maladies chroniques, la demande pour des soins réguliers et à long terme augmente. Or, gérer ces maladies en milieu hospitalier sur une longue période n'est ni pratique ni économique.

2. Coûts et efficacité :
Offrir des soins à domicile ou en cliniques externes peut souvent s'avérer moins coûteux que l'hospitalisation prolongée. Cela libère des ressources hospitalières pour des cas plus aigus ou nécessitant des soins spécialisés.

3. Qualité de vie des patients :
La possibilité de recevoir des soins dans un environnement familier peut améliorer le bien-être du patient, réduire le stress et faciliter la récupération. De plus, cela évite les risques associés aux longs séjours hospitaliers, tels que les infections nosocomiales.

4. Avancées technologiques :
Les innovations technologiques permettent désormais de surveiller, de diagnostiquer et même de traiter les patients

à distance. La télémédecine, par exemple, rend possible la consultation avec des spécialistes sans que le patient ait à se déplacer.

5. Continuité des soins :

La prise en charge en externe favorise une approche holistique, où le patient est vu dans son ensemble, intégrant son environnement familial et social. Cela encourage une meilleure coordination entre les professionnels de santé et une transition fluide entre les différents niveaux de soins.

6. Autonomisation du patient :

Recevoir des soins à domicile ou apprendre à gérer une maladie chronique hors d'un établissement médical encourage l'autonomie et la responsabilisation du patient.

7. Réduction de l'encombrement hospitalier :

Avec les hôpitaux souvent saturés, déplacer certains services ou traitements vers des cliniques ambulatoires ou à domicile peut aider à désengorger les services et à prioriser les cas les plus urgents.

8. Soutien familial :

En évitant de longues hospitalisations, les patients peuvent bénéficier du soutien direct de leur famille et de leurs proches, essentiel à leur bien-être émotionnel.

9. Évolution des formations médicales :

Les professionnels de santé sont de plus en plus formés pour offrir des soins hors du cadre hospitalier, renforçant ainsi la capacité des systèmes de santé à répondre à cette demande croissante.

10. Défis logistiques :

Si les avantages sont nombreux, les soins hors de l'hôpital ne sont pas sans défis. Il faut garantir la sécurité du patient, assurer une communication efficace entre soignants et garantir l'accès aux équipements et médicaments nécessaires.

Alors que les besoins de la population changent et que la technologie continue d'évoluer, il est probable que la prestation de soins hors de l'hôpital prendra de plus en plus d'importance. Bien orchestrée, cette transition peut mener à une meilleure qualité des soins, à une efficacité accrue et à une meilleure expérience pour les patients.

L'adaptation des protocoles et des pratiques

Les protocoles médicaux et les pratiques cliniques sont les fondements des soins de santé, assurant la sécurité, la qualité et la cohérence des soins fournis aux patients. Cependant, dans un environnement médical en constante évolution, il est essentiel de réviser et d'adapter régulièrement ces protocoles. Décortiquons cette nécessité d'adaptation et les enjeux qui l'entourent.

1. Évolution des connaissances scientifiques :
La recherche médicale progresse à une vitesse fulgurante, découvrant de nouveaux traitements, approches et connaissances. Les protocoles doivent être actualisés pour refléter ces avancées et garantir que les patients bénéficient des soins les plus à jour.

2. Introduction de nouvelles technologies :
L'avènement de nouvelles technologies, comme les dispositifs médicaux innovants ou les outils de télémédecine, nécessite une formation adéquate et une mise à jour des pratiques pour garantir une utilisation sûre et efficace.

3. Retours d'expérience :
Les retours des professionnels de santé et des patients peuvent révéler des domaines d'amélioration dans les protocoles existants. Ces feedbacks précieux permettent d'affiner les pratiques pour mieux répondre aux besoins des patients.

4. Variabilité démographique :
Les populations évoluent en termes d'âge, de diversité ethnique et de besoins de santé. Les protocoles doivent s'adapter pour répondre aux besoins spécifiques de ces populations variées.

5. Enjeux économiques :
Les contraintes budgétaires peuvent nécessiter des ajustements des protocoles pour maximiser l'efficacité des soins tout en respectant les limites financières.

6. Veille réglementaire :
Les lois et réglementations médicales évoluent, imposant parfois de nouvelles normes ou critères que les protocoles doivent respecter.

7. Crises sanitaires :
Des situations comme la pandémie de COVID-19 exigent une adaptation rapide des protocoles pour faire face à des enjeux médicaux urgents et inattendus.

8. Approches individualisées :
Avec la montée de la médecine personnalisée, les protocoles doivent être suffisamment flexibles pour permettre des soins adaptés à chaque patient, tout en maintenant des normes de qualité.

9. Collaboration interdisciplinaire :
La médecine moderne favorise une approche collaborative. Les protocoles doivent donc être conçus pour encourager la coopération entre spécialités médicales.

10. Éducation et formation :
Chaque fois qu'un protocole est modifié, il est crucial d'assurer la formation des professionnels de santé pour garantir une mise en œuvre efficace et uniforme.

L'adaptation des protocoles et des pratiques est un élément vital pour assurer la pertinence et l'efficacité des soins de santé. Cela demande une veille constante, une réactivité face aux nouveautés, et un engagement à mettre le patient au cœur de toutes les décisions. Dans un monde médical en perpétuelle mutation, cette flexibilité et ce souci d'amélioration continue sont plus cruciaux que jamais.

Les avantages et les défis des soins à domicile

Alors que le système de santé évolue, les soins à domicile gagnent en popularité et deviennent une alternative solide aux soins hospitaliers traditionnels pour de nombreux patients. Cette modalité de soins présente de nombreux avantages, mais elle est également accompagnée de défis uniques. Approfondissons les deux faces de cette médaille.

Avantages :
1. Confort pour le patient :
> Les patients sont soignés dans un environnement familier, ce qui peut réduire le stress et l'anxiété souvent associés aux séjours hospitaliers.
2. Personnalisation des soins :
> Les soins peuvent être adaptés aux besoins individuels du patient, en tenant compte de son environnement et de son mode de vie.
3. Réduction des coûts :
> Les soins à domicile peuvent souvent coûter moins cher que les soins hospitaliers, tant pour les patients que pour les systèmes de santé.
4. Moins d'exposition aux infections :
> En évitant l'environnement hospitalier, les patients peuvent réduire leur risque d'infections nosocomiales.
5. Soutien familial :
> Les soins à domicile permettent une plus grande implication de la famille, renforçant ainsi le réseau de soutien du patient.

6. Continuité des soins :

    Les soins à domicile peuvent offrir une transition plus douce entre l'hospitalisation et le retour à la vie normale, assurant une continuité des soins.

Défis :

1. Accès aux équipements et technologies :

    Le domicile du patient peut ne pas être équipé des technologies médicales avancées disponibles à l'hôpital.

2. Surveillance médicale :

    En dehors d'un environnement hospitalier, il peut être difficile d'assurer une surveillance médicale constante.

3. Formation et compétences :

    Tous les professionnels de santé ne sont pas nécessairement formés ou à l'aise pour fournir des soins à domicile.

4. Communication :

    La coordination entre les différents intervenants (médecins, infirmiers, thérapeutes) peut être plus compliquée à domicile qu'en milieu hospitalier.

5. Urgences médicales :

    En cas de complication ou d'urgence, le temps nécessaire pour transporter un patient de son domicile à un hôpital peut poser problème.

6. Sécurité :

    Les professionnels de santé peuvent être confrontés à des défis en matière de sécurité lorsqu'ils se rendent dans des domiciles inconnus.

7. Isolement :

    Bien que le domicile soit confortable, certains patients peuvent ressentir un sentiment d'isolement s'ils ne reçoivent pas de visites régulières de la famille ou des amis.

Les soins à domicile offrent une formidable opportunité d'améliorer la qualité des soins tout en répondant aux besoins individuels des patients. Cependant, pour maximiser leur efficacité et minimiser les risques, il est essentiel d'aborder ces soins avec une planification attentive et une formation appropriée.

Chapitre 13:
LA DIVERSITÉ CULTURELLE
EN ONCOLOGIE

Comprendre les différences culturelles et leurs impacts sur les soins

Dans notre monde globalisé, la diversité culturelle s'invite de plus en plus fréquemment au sein des établissements de santé. Cette mosaïque de traditions, de croyances et de pratiques influence profondément la manière dont les individus appréhendent la maladie, la guérison et, de manière générale, leurs interactions avec les professionnels de santé. Comprendre ces nuances est crucial pour offrir des soins de qualité, adaptés et respectueux de chaque patient.

Chaque culture possède ses propres convictions sur ce qui cause une maladie, comment elle doit être traitée, et qui devrait être impliqué dans le processus de soins. Par exemple, dans certaines cultures, la maladie peut être perçue comme une punition divine ou le résultat d'un déséquilibre énergétique. Ailleurs, on pourrait privilégier des remèdes traditionnels ou des rituels spirituels pour compléter, voire remplacer, les traitements médicaux conventionnels.

Les différences culturelles peuvent également influencer la perception de la douleur et de la souffrance, la manière dont elles sont exprimées et la manière dont elles doivent être prises en charge. Là où certains verront dans l'expression ouverte de la douleur un signe de faiblesse, d'autres la considéreront comme un moyen légitime de solliciter de l'aide ou de l'attention.

Ces différences s'étendent aussi aux relations interpersonnelles et aux attentes concernant le rôle des soignants. Dans certaines cultures, le médecin est vu comme une autorité incontestée, tandis que dans d'autres, il est perçu davantage comme un partenaire dans le processus de soins. De même, des questions telles que le contact visuel, la proximité physique, et la manière de poser des questions peuvent être perçues très différemment selon les contextes culturels.

Ne pas tenir compte de ces variations culturelles peut conduire à des malentendus, à une perte de confiance ou à des soins moins efficaces. Les patients peuvent se sentir incompris, dévalorisés ou même stigmatisés. Dans le pire des cas, ils pourraient même renoncer à suivre un traitement vital.

Mais la reconnaissance de la diversité culturelle ne doit pas se limiter à éviter les erreurs. Elle est également une formidable opportunité. En intégrant cette diversité dans l'approche des soins, les professionnels de santé peuvent établir une relation plus profonde et plus significative avec leurs patients, favorisant ainsi une meilleure coopération et une meilleure adhésion aux traitements proposés. L'écoute, la formation continue et la curiosité sont autant d'outils pour développer une compétence culturelle solide.

La richesse des cultures est un trésor que les professionnels de santé se doivent de chérir et de comprendre. C'est en embrassant pleinement cette diversité que l'on peut offrir des soins véritablement holistiques, respectueux et personnalisés.

Adapter la communication et les interventions en fonction de la diversité

Au cœur de la relation thérapeutique se trouve la communication, cette pierre angulaire qui détermine l'efficacité des soins prodigués et la satisfaction du patient. Dans un contexte de plus en plus cosmopolite, l'art de communiquer avec des patients issus de cultures, d'horizons et de croyances diverses devient crucial. Savoir adapter sa communication et ses interventions en fonction de cette diversité culturelle est non seulement une compétence essentielle, mais aussi un signe profond de respect envers chaque patient.

D'abord, il est fondamental de reconnaître que chaque individu possède un ensemble unique de croyances, de valeurs et d'expériences. Même au sein d'une même culture, il peut exister des variations importantes. Ainsi, une approche stéréotypée ou généralisée est à éviter. À la place, il convient d'adopter une attitude d'apprentissage continu, d'écoute active et d'ouverture d'esprit.

La première étape pour une communication adaptée est l'auto-réflexion. Il est essentiel que les professionnels de santé prennent le temps de reconnaître leurs propres préjugés, leurs valeurs et leurs croyances afin d'éviter des projections involontaires sur le patient. Il est également bénéfique de se former régulièrement à la compétence culturelle, en se tenant informé des nuances et des subtilités propres à chaque culture.

Un autre aspect crucial est la maîtrise de la langue. Lorsque le patient ne parle pas couramment la langue du soignant, l'utilisation d'interprètes professionnels peut être inestimable. Il ne s'agit pas seulement de traduire des mots, mais aussi des nuances, des émotions et des intentions. Cela garantit que le patient comprend pleinement les informations et les recommandations, tout en se sentant entendu et respecté.

Lors des interventions médicales, il est primordial de tenir compte des croyances culturelles du patient. Par exemple, certaines cultures pourraient avoir des réserves quant à certaines interventions chirurgicales ou à la transfusion sanguine. Dans de tels cas, une discussion ouverte et respectueuse avec le patient et sa famille permet souvent de trouver un compromis ou une alternative acceptable pour toutes les parties.

Les rituels et les pratiques culturelles peuvent également influencer la manière dont un patient souhaite recevoir des soins. Certains pourraient privilégier des prières ou des rituels avant une intervention, tandis que d'autres pourraient avoir des préférences diététiques spécifiques. Prendre en compte ces éléments et les intégrer autant que possible dans le plan de soins renforce la confiance et l'adhésion du patient.

L'adaptation de la communication et des interventions à la diversité culturelle est un voyage, une exploration continue des profondeurs de l'humanité. C'est un engagement envers l'excellence des soins, une promesse de voir chaque patient non pas comme une case à cocher, mais comme un individu unique, avec ses propres besoins, aspirations et histoires.

Ressources et formations pour une prise en charge culturellement compétente

Dans le vaste univers des soins de santé, la prise en charge culturellement compétente est rapidement devenue une nécessité. Les cliniciens qui comprennent et respectent les croyances, les valeurs et les traditions culturelles de leurs patients sont mieux équipés pour offrir des soins de qualité et établir une relation de confiance. Fort heureusement, il existe de nombreuses ressources et formations destinées à renforcer cette compétence essentielle. Voyons ensemble quelques-unes de ces avenues pour un soin empreint de sensibilité culturelle.

- Formations spécialisées en compétence culturelle :
    - De nombreux instituts et universités proposent des modules ou des programmes dédiés à la formation en compétence culturelle. Ces cours visent généralement à fournir aux professionnels de santé des outils pour identifier et surmonter les obstacles culturels, ainsi que pour développer une communication efficace avec les patients de divers horizons.
- Séminaires et ateliers :
    - Participer à des ateliers ou des séminaires organisés par des associations professionnelles ou des groupes spécialisés peut être une excellente façon d'acquérir des connaissances pratiques sur des sujets spécifiques liés à la diversité culturelle.
- Guides et manuels :
    - Il existe de nombreux manuels qui offrent des aperçus détaillés des différentes cultures, de leurs croyances en matière de santé, de leurs pratiques et de leurs attentes vis-à-vis des soignants. Ces ressources sont inestimables

pour anticiper et comprendre les besoins spécifiques de chaque groupe culturel.

- Programmes de mentorat :
  - Trouver un mentor ayant une expertise en matière de compétence culturelle peut offrir un apprentissage personnalisé. Le mentorat permet un échange direct d'expériences, de défis et de solutions en matière de prise en charge culturellement compétente.
- Ressources en ligne :
  - Avec la prolifération des technologies numériques, de nombreux modules de formation en ligne sont désormais disponibles. Ces e-formations offrent souvent une flexibilité permettant aux professionnels de s'éduquer à leur propre rythme.
- Réseaux et associations :
  - Rejoindre des associations dédiées à la santé multiculturelle ou des réseaux de professionnels ayant une sensibilité culturelle renforcée peut être bénéfique. Ces plateformes favorisent le partage d'informations, de stratégies et de meilleures pratiques.
- Échanges interculturels :
  - Les programmes d'échanges peuvent offrir une immersion directe dans une autre culture, permettant une compréhension profonde et une appréciation des nuances culturelles.
- Interactions avec les communautés locales :
  - Participer à des événements communautaires, des groupes de discussion ou des forums permet de se connecter directement avec divers groupes culturels, d'écouter leurs préoccupations et de comprendre leurs besoins.

La quête d'une prise en charge culturellement compétente est un engagement continu. Elle nécessite une ouverture d'esprit, une volonté d'apprendre et une passion pour offrir les meilleurs soins possibles à chaque patient, quel que soit son héritage culturel. Grâce aux ressources et aux formations disponibles, les professionnels de santé peuvent équiper et enrichir leurs pratiques pour répondre aux besoins de tous dans notre monde diversifié.

Chapitre 14:
LA FORMATION ET LE MENTORAT

Les voies d'évolution professionnelle en oncologie

La spécialité d'oncologie offre une richesse de possibilités pour les professionnels de santé souhaitant évoluer dans leur carrière. En tant que discipline dynamique et en constante évolution, l'oncologie permet non seulement d'approfondir les connaissances et les compétences cliniques, mais aussi d'explorer divers rôles et responsabilités en fonction des aspirations individuelles. Voici un aperçu des différentes voies d'évolution professionnelle disponibles en oncologie :

- Spécialisation en sous-domaine oncologique :
    - **Oncologie médicale** : centrée sur la chimiothérapie et d'autres traitements médicamenteux.
    - **Oncologie chirurgicale** : axée sur les interventions chirurgicales pour retirer les tumeurs.
    - **Oncologie radiologique ou radiothérapie** : spécialisation dans le traitement du cancer par radiations.
    - **Oncologie pédiatrique** : prise en charge des cancers chez les enfants et les adolescents.
- Infirmier clinicien spécialisé en oncologie :
    - Avec une formation supplémentaire, un infirmier peut devenir infirmier clinicien spécialisé, jouant un rôle crucial dans l'évaluation, la planification et l'implémentation des soins oncologiques.

- Recherche en oncologie :
  - Pour ceux passionnés par la science et l'innovation, une carrière dans la recherche oncologique peut être envisagée. Cela peut impliquer des études cliniques, la recherche translationnelle ou la recherche fondamentale.
- Gestion et administration :
  - Les rôles de gestionnaire ou d'administrateur en oncologie impliquent la supervision des opérations, la gestion des ressources humaines et la garantie de la qualité des soins.
- Éducation et formation :
  - Devenir éducateur ou formateur en oncologie permet de former la prochaine génération de professionnels de santé, que ce soit à travers des formations continues, des séminaires ou au sein d'institutions académiques.
- Conseil en génétique oncologique :
  - Avec la montée de la médecine personnalisée, les conseillers en génétique jouent un rôle clé dans l'identification des risques génétiques de cancer et conseillent les patients et leurs familles.
- Soins palliatifs et soins de support :
  - Cette spécialisation se concentre sur la qualité de vie des patients, traitant la douleur, les symptômes et le stress du cancer.
- Psycho-oncologie :
  - La psycho-oncologie se penche sur les aspects psychologiques du cancer, offrant un soutien émotionnel et des interventions thérapeutiques aux patients et à leurs proches.
- Pharmacie oncologique :
  - Les pharmaciens spécialisés en oncologie jouent un rôle essentiel dans la gestion des médicaments, la consultation sur les interactions médicamenteuses et l'éducation des patients.

- Consultation et advocacy :
  - Certains professionnels choisissent de devenir consultants, conseillant sur des aspects spécifiques de l'oncologie, ou défenseurs des droits des patients, œuvrant pour améliorer les politiques et les pratiques en matière de cancer.

L'oncologie, en tant que champ médical, offre un éventail impressionnant d'opportunités pour les professionnels désireux d'élargir leurs horizons, d'approfondir leurs compétences et de faire une différence significative dans la vie de leurs patients. Chaque voie offre ses propres défis et récompenses, mais toutes sont unies par un objectif commun : améliorer la prise en charge du cancer et la qualité de vie des patients.

L'importance du mentorat pour les nouveaux professionnels

Le passage du statut d'étudiant à celui de professionnel est un voyage fascinant, souvent parsemé d'incertitudes, de découvertes et de défis inattendus. Pour les nouveaux professionnels, quelle que soit la discipline, la transition peut s'avérer à la fois exaltante et déconcertante. C'est ici qu'intervient le rôle précieux du mentorat, une boussole pour ceux qui s'aventurent dans le vaste monde professionnel.

Au cœur du mentorat, il y a la relation entre le mentor et le mentoré. C'est une relation dynamique basée sur la confiance, la guidance et le partage d'expériences. Le mentor, souvent un professionnel expérimenté, offre non seulement des connaissances techniques, mais aussi des conseils avisés, des astuces pratiques et, surtout, une perspective basée sur des années de pratique et d'expériences vécues.

L'importance du mentorat repose sur plusieurs piliers essentiels :

- **Accélération de l'apprentissage** : Avec le mentorat, les nouveaux professionnels peuvent éviter les erreurs courantes, comprendre plus rapidement les nuances de leur métier et adopter les meilleures pratiques dès le départ. Il s'agit moins de réinventer la roue que de tirer parti de l'expérience accumulée pour progresser efficacement.
- **Renforcement de la confiance** : S'aventurer dans un domaine inconnu peut susciter des doutes et des incertitudes. Le soutien d'un mentor rassure le mentoré, l'encourageant à prendre des initiatives, à poser des questions et à développer sa confiance professionnelle.
- **Réseau professionnel** : Un bon mentor peut également introduire le mentoré dans un réseau professionnel, ouvrant des portes à des opportunités, des collaborations et des avancements de carrière.
- **Développement personnel** : Au-delà des compétences professionnelles, le mentorat peut aussi jouer un rôle clé dans le développement personnel du mentoré. Il peut s'agir d'apprendre à gérer le stress, à équilibrer vie professionnelle et vie personnelle, ou encore à développer des compétences de leadership.
- **Feedback constructif** : Un des aspects les plus précieux du mentorat est la capacité du mentor à fournir un retour honnête et bienveillant, aidant le mentoré à identifier ses points forts et ses domaines d'amélioration.
- **Pérennité des compétences** : Le mentorat assure également la transmission des compétences et des connaissances d'une génération à l'autre,

105

garantissant la continuité et l'évolution du savoir-faire professionnel.

Le mentorat est bien plus qu'une simple guidance professionnelle. C'est un partenariat enrichissant qui façonne, inspire et propulse les nouveaux professionnels vers des sommets qu'ils auraient peut-être considérés inaccessibles. En investissant dans le mentorat, nous investissons non seulement dans l'avenir d'un individu, mais aussi dans la pérennité et l'excellence de toute une profession.

La formation continue
et les opportunités de spécialisation

Dans le monde en perpétuel changement de la santé, de la technologie et de la science, rester à jour est non seulement essentiel pour la compétence professionnelle, mais c'est aussi un impératif éthique. La formation continue et les opportunités de spécialisation jouent un rôle central pour répondre à cette nécessité.

La formation continue est bien plus qu'une simple mise à jour des connaissances. Elle représente un engagement envers l'excellence, une soif d'amélioration continue et une reconnaissance du fait que l'apprentissage ne s'arrête jamais, quelle que soit l'ancienneté ou l'expertise dans un domaine donné. Elle offre aux professionnels :

- **Mise à jour des compétences** : Avec les avancées technologiques, les nouvelles recherches et les changements réglementaires, il est essentiel de mettre régulièrement à jour ses compétences pour offrir les meilleurs soins et services possibles.
- **Réadaptation professionnelle** : La formation continue permet aux professionnels d'ajuster ou de réorienter leur trajectoire professionnelle en réponse à

l'évolution des besoins du marché ou à des intérêts personnels.

- **Networking** : Participer à des formations, des séminaires ou des ateliers est aussi une occasion précieuse de réseautage, d'échange d'idées et de collaboration avec des pairs et des experts de différents horizons.
- **Accréditation et certification** : Dans de nombreux domaines, la formation continue est une exigence pour maintenir l'accréditation, la licence ou la certification, assurant ainsi la crédibilité et la reconnaissance professionnelle.

Les opportunités de spécialisation, quant à elles, permettent aux professionnels d'approfondir leurs compétences dans des niches spécifiques ou des domaines d'intérêt. Cela présente plusieurs avantages :

- **Expertise approfondie** : Se spécialiser permet d'acquérir une expertise pointue, ce qui peut conduire à une reconnaissance en tant qu'expert dans le domaine.
- **Opportunités de carrière** : Les spécialistes sont souvent recherchés pour des postes spécifiques, des consultations ou des rôles de leadership.
- **Contributions significatives** : Avec une spécialisation, les professionnels peuvent contribuer de manière significative à l'avancement de leur domaine, que ce soit par la recherche, l'innovation ou l'éducation.

Enfin, il convient de souligner que la formation continue et la spécialisation ne sont pas des chemins linéaires. Les opportunités de formation peuvent inspirer de nouvelles spécialisations, et vice versa. C'est un voyage d'apprentissage continu qui reflète la passion, le dévouement et l'engagement envers l'excellence. Dans un monde en évolution rapide, embrasser la formation continue et les opportunités de spécialisation n'est pas seulement une nécessité, mais un privilège qui enrichit la carrière, le professionnalisme et, ultimement, la qualité des services offerts à la société.

Chapitre 15:
LES DÉFIS LOGISTIQUES ET ORGANISATIONNELS

La gestion des plannings et des flux de patients

Dans le domaine médical, et particulièrement en oncologie, la gestion efficace des plannings et des flux de patients est cruciale pour assurer une prestation de soins optimale. Elle influence non seulement la satisfaction et le bien-être du patient, mais aussi la productivité de l'équipe soignante. Cet équilibre, souvent délicat à atteindre, requiert une approche structurée, flexible et centrée sur le patient.

La planification, en tant que telle, s'apparente à une chorégraphie complexe. Elle prend en compte :
- **Prévisions** : Analyser les données historiques pour anticiper les affluences, en tenant compte des variations saisonnières, des jours de la semaine et d'éventuelles épidémies ou urgences.
- **Flexibilité** : Adapter rapidement les ressources, que ce soit en termes de personnel, de salles disponibles ou de matériel, en fonction des besoins changeants.
- **Priorisation** : Identifier les patients nécessitant une prise en charge urgente, par rapport à ceux pouvant attendre, sans compromettre la qualité des soins.

Le **flux de patients**, quant à lui, se rapporte à la façon dont les patients se déplacent à travers les différentes étapes de leurs soins. Une gestion efficace implique :
- **Accueil** : Assurer un accueil chaleureux et informatif dès l'arrivée, réduisant ainsi le stress du patient et facilitant la première étape de son parcours.

- **Orientation** : Diriger efficacement les patients vers les bonnes unités ou les bons spécialistes pour minimiser les temps d'attente.
- **Coordination** : Garantir que tous les professionnels impliqués dans les soins d'un patient - infirmiers, médecins, techniciens, etc. - sont informés et synchronisés.
- **Suivi** : Assurer que chaque patient reçoit les informations nécessaires pour les étapes suivantes, qu'il s'agisse d'un autre rendez-vous, d'une hospitalisation ou d'un suivi à domicile.

De plus, des **technologies modernes**, telles que les systèmes de gestion de rendez-vous électroniques et les applications de télécommunication, peuvent aider à optimiser ces processus, offrant une meilleure visibilité et flexibilité.

Cependant, il est fondamental de se rappeler que derrière chaque rendez-vous, chaque planning et chaque flux, il y a un patient - une personne avec ses inquiétudes, ses espoirs et ses besoins. La clé d'une gestion réussie réside dans l'équilibre entre l'efficacité opérationnelle et la compassion, garantissant que chaque patient soit traité non comme un simple numéro, mais comme un individu unique méritant respect, attention et soins de qualité.

Les innovations technologiques dans la gestion des services d'oncologie

La technologie progresse à une vitesse fulgurante, et le secteur médical, notamment l'oncologie, n'échappe pas à cette révolution. Ces avancées ne se limitent pas uniquement aux traitements, mais transforment également la manière dont les services d'oncologie sont gérés, créant une meilleure coordination, efficacité et amélioration des soins pour les patients.

- **Dossiers médicaux électroniques (DME)** : Le passage des dossiers papier aux systèmes électroniques a facilité l'accès rapide aux informations des patients, l'échange entre spécialistes et la mise à jour continue. Ils permettent une prise en charge coordonnée et personnalisée, en évitant les doublons d'examens ou les interactions médicamenteuses.
- **Télémédecine** : Grâce aux consultations virtuelles, les patients peuvent bénéficier de l'expertise de spécialistes, même s'ils sont éloignés géographiquement. Cela est particulièrement bénéfique pour ceux vivant dans des zones rurales ou ayant des difficultés de déplacement.
- **Imagerie médicale avancée** : Des innovations comme la tomographie par émission de positrons (TEP) et la résonance magnétique multiparamétrique offrent des images plus précises, facilitant la détection précoce et le suivi des tumeurs.
- **Intelligence artificielle (IA)** : L'IA peut aider à analyser rapidement des volumes importants de données, facilitant le diagnostic, la prédiction des risques et même la planification des traitements. Les algorithmes peuvent détecter des nuances dans les images médicales souvent invisibles à l'œil nu.
- **Technologies portables et applications de santé** : Les montres connectées, bracelets et autres dispositifs peuvent surveiller en temps réel des paramètres comme le rythme cardiaque, le niveau d'oxygène dans le sang ou la température. Ces données, transmises aux professionnels de santé, peuvent aider à anticiper et gérer les complications.
- **Plateformes de gestion des soins intégrés** : Ces systèmes facilitent la communication entre tous les

intervenants d'un parcours de soin oncologique - chirurgiens, oncologues, radiologues, infirmiers, etc. - assurant une prise en charge globale et coordonnée.

- **Systèmes de planification et de simulation** : Dans des domaines comme la radiothérapie, des logiciels avancés permettent de simuler le traitement pour optimiser la dose délivrée à la tumeur tout en épargnant les tissus sains.
- **Formations et simulations virtuelles** : Les réalités virtuelle et augmentée offrent aux professionnels des plateformes pour s'entraîner, simuler des interventions ou des gestes techniques, et se familiariser avec des situations complexes sans risque pour le patient.

En dépit de tous ces progrès technologiques, il est essentiel de garder à l'esprit que la technologie est un outil au service de l'humain. Elle doit être utilisée de manière éthique, en assurant la protection des données et en gardant le patient au cœur de toutes les décisions. La combinaison de compétences humaines et d'innovations technologiques est la clé pour façonner l'avenir de l'oncologie.

La coordination avec d'autres services et spécialités médicales

L'oncologie, de par sa nature complexe et multidimensionnelle, nécessite une collaboration étroite avec divers services et spécialités médicales. Cette interaction garantit une prise en charge globale du patient, répondant à la fois à ses besoins médicaux et à sa qualité de vie.

- **Chirurgie** : Souvent, le traitement du cancer nécessite une intervention chirurgicale pour enlever une tumeur. Une étroite collaboration avec le service de chirurgie assure une transition fluide du diagnostic à l'opération, puis à la récupération et aux soins post-opératoires.

- **Radiologie** : Les radiologues jouent un rôle central dans le diagnostic, le suivi des tumeurs et la planification des traitements. L'imagerie médicale permet d'évaluer la taille, la localisation et l'évolution des tumeurs.
- **Hématologie** : Pour les cancers du sang comme les leucémies ou les lymphomes, l'interaction avec les hématologues est essentielle pour élaborer et suivre les protocoles de traitement.
- **Pathologie** : Les pathologistes analysent les échantillons de tissus pour confirmer la nature maligne des cellules et définir le type exact de cancer, informations cruciales pour déterminer le traitement approprié.
- **Pharmacie** : La collaboration avec les pharmaciens assure que les médicaments, notamment les agents chimiothérapeutiques, sont administrés correctement, en surveillant les interactions médicamenteuses et en gérant les effets secondaires.
- **Soins palliatifs** : Lorsque le cancer est à un stade avancé, l'accent est mis sur le soulagement des symptômes et l'amélioration de la qualité de vie, nécessitant une étroite collaboration avec les équipes de soins palliatifs.
- **Psychologie et psychiatrie** : La lutte contre le cancer est autant mentale que physique. Les psychologues et psychiatres apportent un soutien émotionnel aux patients et à leurs familles, les aidant à gérer l'anxiété, la dépression ou le stress liés à la maladie.
- **Nutrition** : La nutrition joue un rôle clé dans le bien-être des patients atteints de cancer. Une collaboration avec les nutritionnistes aide à aborder les défis

alimentaires courants, comme la perte d'appétit ou les nausées.

- **Physiothérapie et réadaptation** : Après une chirurgie ou un traitement lourd, les patients peuvent nécessiter une rééducation pour retrouver leur mobilité ou leur fonctionnalité, rendant essentielle la collaboration avec les physiothérapeutes.
- **Services sociaux** : Ils soutiennent les patients et leurs familles dans les défis non médicaux, qu'il s'agisse de logistique, de finances ou d'accès aux soins.
- **Autres spécialités** : En fonction du type et de la localisation du cancer, d'autres spécialistes peuvent être impliqués, tels que les gastroentérologues, pneumologues, endocrinologues, etc.

La coordination entre ces différents services nécessite des canaux de communication ouverts, des conférences pluridisciplinaires régulières et des dossiers médicaux partagés. C'est cette approche intégrée et holistique qui garantit que chaque patient reçoit les meilleurs soins possibles, adaptés à ses besoins spécifiques.

Chapitre 16:
L'IMPACT DE LA TECHNOLOGIE EN ONCOLOGIE

L'émergence de la télémédecine et ses implications

La télémédecine est une révolution dans la façon dont les soins médicaux sont dispensés, en utilisant les technologies de l'information et de la communication pour offrir des consultations à distance, souvent en temps réel. En oncologie, comme dans de nombreux autres domaines de la médecine, la télémédecine offre une multitude d'avantages tout en posant certains défis.

- **Accès amélioré aux soins** : La télémédecine permet aux patients vivant dans des régions éloignées, où l'accès à des spécialistes en oncologie peut être limité, de recevoir des consultations et des suivis de qualité sans avoir à voyager sur de longues distances. Cela réduit les coûts, le temps de déplacement et le stress associé aux visites médicales.
- **Suivi en temps réel** : Les technologies permettent une surveillance continue des patients, en particulier de ceux qui reçoivent des traitements à domicile. Les appareils connectés peuvent transmettre des données vitales, permettant aux professionnels de santé d'agir rapidement en cas de problème.
- **Économies pour le système de santé** : En réduisant la nécessité de rendez-vous en personne, les coûts associés aux visites hospitalières diminuent. De plus, la prise en charge précoce des complications grâce à la télémédecine peut prévenir des hospitalisations coûteuses.

- **Formation et mentorat** : Les professionnels de santé peuvent bénéficier de séances de formation, de webinaires et de mentorat à distance, ce qui élargit l'accès à l'expertise et aux ressources éducatives.
- **Défis technologiques** : Bien que la télémédecine offre de nombreux avantages, elle nécessite également une infrastructure technologique robuste. Les zones rurales ou sous-développées peuvent ne pas disposer d'une connectivité adéquate, limitant ainsi les bénéfices de la télémédecine.
- **Questions de confidentialité** : Transmettre des données médicales sensibles via Internet pose des défis en matière de sécurité et de confidentialité. Il est impératif d'assurer que les informations des patients sont protégées contre les violations de données.
- **Complexités interpersonnelles** : Le contact face à face joue un rôle crucial dans l'établissement de la confiance entre le patient et le professionnel de santé. La télémédecine peut rendre cette relation moins personnelle, ce qui peut affecter la qualité de la communication.
- **Évolution réglementaire** : Avec la montée de la télémédecine, de nombreux pays et régions ont dû adapter ou créer des réglementations pour encadrer cette nouvelle forme de prestation de soins. Cela comprend la légitimité des consultations à distance, la couverture par les assurances et les questions liées à la licence des médecins pratiquant à travers les frontières.
- **Intégration dans les flux de travail** : L'intégration de la télémédecine dans les flux de travail hospitaliers actuels nécessite une formation et un ajustement, tant pour les professionnels de santé que pour les patients.

L'émergence de la télémédecine en oncologie présente une opportunité passionnante d'améliorer l'accès aux soins et de moderniser la prise en charge des patients. Toutefois, il est essentiel de naviguer avec précaution, en veillant à maintenir la qualité des soins et en adressant les défis qui se posent.

Les outils technologiques au service du patient

L'ère numérique a apporté une vague d'innovations dans le domaine médical, rendant la prise en charge des patients plus efficace, personnalisée et accessible. En oncologie, ces avancées ont un impact considérable, non seulement en termes de diagnostics et de traitements, mais aussi dans la manière dont les patients vivent leur parcours médical. Voyons comment ces outils technologiques servent aujourd'hui le patient en oncologie :

- **Applications mobiles dédiées** : De nombreuses applications ont été développées pour aider les patients à suivre leur traitement, à gérer leurs rendez-vous médicaux, à enregistrer leurs symptômes ou même à obtenir des informations sur leur pathologie. Ces applications offrent souvent des rappels pour la prise de médicaments, des conseils pour gérer les effets secondaires et un espace pour noter les questions à poser lors des consultations.
- **Portails patients** : Ces plateformes en ligne permettent aux patients d'accéder à leurs dossiers médicaux, de communiquer directement avec leurs équipes soignantes, de consulter leurs résultats d'examens et de planifier leurs rendez-vous. Cela renforce le sentiment d'autonomie et de maîtrise pour le patient.
- **Dispositifs connectés** : Que ce soit pour surveiller les signes vitaux, les niveaux de glucose ou d'autres paramètres, les wearables et autres appareils

connectés offrent un suivi en temps réel, permettant d'anticiper et de réagir rapidement en cas de complications.

- **Réalité virtuelle** : Utilisée dans certains centres, la réalité virtuelle peut aider à distraire les patients pendant les traitements longs ou inconfortables. Elle peut également être un outil thérapeutique, par exemple pour gérer l'anxiété ou la douleur.
- **Télémédecine** : Comme mentionné précédemment, la télémédecine permet des consultations à distance, ce qui est particulièrement bénéfique pour ceux vivant loin des centres spécialisés.
- **Intelligence artificielle (IA)** : L'IA est de plus en plus utilisée pour aider à l'interprétation des images médicales, améliorant la précision du diagnostic. Elle peut également aider à la personnalisation des traitements en prédisant la réponse d'un patient à une thérapie spécifique.
- **Chatbots médicaux** : Ces assistants virtuels peuvent répondre aux questions fréquemment posées, guider les patients à travers les étapes du traitement ou même fournir des conseils pour la gestion des effets secondaires.
- **Impression 3D** : Que ce soit pour créer des prothèses sur mesure ou pour modéliser une tumeur en 3D avant une chirurgie, l'impression 3D a trouvé de nombreuses applications en oncologie.
- **Plateformes d'éducation et de soutien** : De nombreux sites et forums dédiés offrent aux patients une mine d'informations ainsi qu'une communauté de soutien, où ils peuvent partager leurs expériences et recevoir des conseils.

L'intégration de ces technologies dans le parcours de soins du patient en oncologie a non seulement amélioré la qualité et l'efficacité des soins, mais a également renforcé le rôle actif du patient dans sa propre prise en charge.

Toutefois, il est crucial de s'assurer que ces outils sont utilisés de manière éthique et sécurisée, en mettant toujours l'intérêt du patient au premier plan.

Les perspectives d'avenir : intelligence artificielle, réalité virtuelle et autres innovations

Dans le monde en perpétuelle évolution de la médecine, et plus particulièrement en oncologie, les innovations technologiques jouent un rôle déterminant. Ces avancées promettent de redéfinir la manière dont les soins sont dispensés, de personnaliser les traitements et d'améliorer la qualité de vie des patients. Penchons-nous sur certaines de ces perspectives d'avenir qui façonnent déjà le visage de l'oncologie moderne.

- L'intelligence artificielle (IA) en oncologie :
  - **Diagnostic précoce** : Grâce à l'IA, la capacité à détecter les cancers à un stade précoce pourrait augmenter de manière significative. Les algorithmes peuvent analyser des images médicales avec une précision extrême, souvent surpassant celle des humains.
  - **Prédiction de la progression de la maladie** : L'IA peut aider à modéliser la manière dont un cancer spécifique pourrait évoluer, permettant ainsi des interventions plus précoces.
  - **Personnalisation des traitements** : Les systèmes basés sur l'IA pourraient prédire comment un patient spécifique répondra à un traitement, permettant ainsi des soins véritablement individualisés.

- Réalité virtuelle et augmentée :
  - **Formation médicale** : Les chirurgiens peuvent pratiquer des opérations complexes en oncologie dans un environnement virtuel avant de les réaliser sur de vrais patients.
  - **Gestion de la douleur et de l'anxiété** : Les expériences immersives peuvent aider à détourner l'attention des patients de leurs douleurs ou de leur stress pendant les procédures invasives ou les traitements.
- Thérapies géniques et personnalisées :
  - En comprenant le génome d'un patient ou d'une tumeur, il est possible d'élaborer des traitements sur mesure qui ciblent spécifiquement les anomalies génétiques responsables du cancer.
- Nano-médecine :
  - Les nanoparticules peuvent être utilisées pour cibler et délivrer des médicaments directement dans les cellules cancéreuses, réduisant ainsi les effets secondaires sur les cellules saines.
- Robotique en chirurgie :
  - Les robots assistés peuvent réaliser des chirurgies avec une précision accrue, minimisant les dommages aux tissus sains et accélérant la récupération.
- Bio-impression :
  - L'utilisation de l'impression 3D pour créer des tissus biologiques peut potentiellement révolutionner les greffes et la reconstruction post-opératoire en oncologie.
- Plateformes connectées de surveillance des patients :
  - Les dispositifs portables peuvent suivre en continu les signes vitaux et d'autres indicateurs, permettant une intervention précoce en cas de complications.
- Télémédecine avancée :

- Au-delà des consultations à distance, la télémédecine pourrait inclure des procédures assistées à distance, où un spécialiste guide un professionnel de santé local lors d'interventions.

Chacune de ces innovations promet de transformer l'oncologie, offrant des espoirs renouvelés et une meilleure qualité de vie pour les patients. Cependant, il est essentiel d'aborder ces progrès avec prudence, en veillant à ce que l'éthique médicale soit maintenue et que l'accès aux nouvelles technologies soit équitable pour tous les patients, quelles que soient leurs circonstances.

Chapitre 17:
PERSPECTIVES D'AVENIR

Innovations en oncologie:
ce que l'avenir réserve

L'oncologie, la discipline médicale consacrée à la prévention, au diagnostic, au traitement et à la surveillance du cancer, connaît une révolution majeure grâce aux innovations technologiques et scientifiques. Ces avancées repoussent les frontières de ce que nous pensions possible et offrent un espoir renouvelé à des millions de patients à travers le monde. Abordons les principales innovations qui pourraient définir l'avenir de l'oncologie.

- Immunothérapie et thérapies ciblées :
  - Les thérapies ciblées, qui visent des mutations génétiques spécifiques dans les cellules cancéreuses, offrent des traitements plus précis avec moins d'effets secondaires. De plus, l'immunothérapie, qui booste le propre système immunitaire du patient pour combattre le cancer, a montré des résultats prometteurs, notamment pour les cancers traditionnellement résistants.
- Séquençage du génome et médecine personnalisée :
  - Le séquençage génomique permet d'identifier les mutations spécifiques présentes dans chaque tumeur, conduisant à des traitements sur mesure, conçus pour chaque patient. Cette approche ultra-personnalisée devrait augmenter les chances de succès du traitement.
- Réalité virtuelle (RV) et réalité augmentée (RA) :
  - Ces technologies peuvent améliorer la formation des chirurgiens et aider à planifier des opérations complexes. De plus, elles offrent des

outils pour gérer la douleur et l'anxiété des patients, les plongeant dans des environnements apaisants pendant les traitements.

- Intelligence artificielle (IA) et Machine Learning :
  - L'IA peut analyser d'énormes ensembles de données pour identifier des schémas qui seraient impossibles pour un humain à détecter. Cela peut améliorer le diagnostic, la prédiction de la progression de la maladie et la personnalisation des traitements.
- Thérapies géniques et CRISPR :
  - Les thérapies qui ciblent directement l'ADN ou l'ARN des cellules cancéreuses, notamment grâce à des technologies d'édition génique comme CRISPR, pourraient offrir des cures pour certains types de cancer.
- Microbiome et cancer :
  - La compréhension croissante du rôle du microbiome (l'ensemble des micro-organismes présents dans notre corps) dans la santé et la maladie pourrait conduire à des approches thérapeutiques qui modifient ce microbiome pour combattre le cancer.
- Nano-médecine :
  - Les nanoparticules peuvent cibler et délivrer des médicaments directement aux cellules cancéreuses, offrant une précision inégalée et réduisant les effets secondaires.
- Thérapies combinatoires :
  - En utilisant plusieurs traitements en tandem, les médecins peuvent augmenter l'efficacité globale et réduire la chance que le cancer développe une résistance.
- Innovations en radiothérapie :
  - De nouvelles techniques, comme la protonthérapie, ciblent les tumeurs avec une précision accrue, minimisant les dommages aux tissus sains environnants.

- Connectivité et soins à distance :
  - La télémédecine, combinée à des dispositifs connectés de suivi des patients, pourrait permettre une surveillance constante et une intervention rapide, tout en offrant des soins dans le confort du foyer du patient.

Ces innovations, parmi d'autres, promettent un futur brillant pour l'oncologie. L'enjeu majeur sera de s'assurer que ces avancées sont accessibles à tous, indépendamment de leur situation géographique ou socio-économique, et qu'elles sont intégrées de manière éthique et patient-centrée dans le parcours de soin.

La place de l'infirmier dans la recherche clinique

Au cœur de l'évolution des soins médicaux, à la frontière de la science et de la compassion, se trouve la recherche clinique, un domaine où l'infirmier a progressivement gravé une place indéniable et fondamentale. Historiquement perçue comme une profession vouée principalement au soin direct, la profession infirmière a déployé ses ailes pour embrasser les défis et les potentialités de la recherche clinique, renforçant ainsi son rôle multifacette dans le panorama médical.

Au contact direct des patients, l'infirmier est souvent le visage de la recherche clinique. Il est celui qui explique, rassure et accompagne le patient à chaque étape d'un essai clinique. Cette proximité avec le patient confère à l'infirmier une perspective unique, cruciale pour la mise en œuvre adéquate et éthique des études. Il ne s'agit pas seulement d'administrer un traitement ou de suivre un protocole à la lettre, mais de comprendre et d'anticiper les besoins et les réactions des patients, de garantir leur confort et leur sécurité.

Mais la mission de l'infirmier en recherche ne s'arrête pas là. Au-delà de l'administration des soins, il joue un rôle clé dans la collecte de données, s'assurant que chaque information est précise, pertinente et fiable. Cette fiabilité est essentielle, car c'est sur ces données que reposent les futures avancées médicales. Leurs observations méticuleuses, leurs notes détaillées, sont les pierres angulaires des découvertes qui amélioreront les soins pour les générations futures.

La recherche clinique est également truffée de défis éthiques. Et une fois encore, l'infirmier se trouve au front. Son rôle de défenseur des intérêts du patient l'amène à s'assurer que le consentement est non seulement informé, mais donné librement. Ils veillent à ce que chaque patient soit traité avec dignité, respect et compréhension, garantissant ainsi l'intégrité de l'ensemble du processus de recherche.

Enfin, l'infirmier contribue activement à la conception et à l'amélioration des protocoles de recherche. Leur expérience pratique au quotidien, leur intuition et leur savoir-faire infirmier, peuvent suggérer des ajustements ou des approches novatrices qui rendent la recherche plus efficace ou plus humaine.

C'est cette confluence de compétences, de compassion et de curiosité qui fait de l'infirmier un pilier incontournable de la recherche clinique. En embrassant cette facette de leur profession, les infirmiers continuent de prouver que leur rôle va bien au-delà des soins directs, s'étendant au cœur même de l'innovation médicale.

Le développement professionnel continu

Dans le monde dynamique et en constante évolution de la médecine, où chaque jour voit éclore de nouvelles découvertes, techniques et approches, le développement professionnel continu (DPC) n'est pas seulement un choix, mais une nécessité impérieuse. Pour les infirmiers en oncologie, tout comme pour l'ensemble des professionnels de santé, le DPC est le garant d'une pratique à jour, pertinente et axée sur la sécurité et le bien-être du patient.

Le DPC est un engagement, une promesse faite non seulement à soi-même en tant que professionnel, mais aussi aux patients, aux collègues et à la société dans son ensemble. C'est l'engagement de ne jamais cesser d'apprendre, de s'adapter et de s'améliorer, quelle que soit l'ancienneté ou l'expérience.

Le processus du DPC englobe bien plus que la simple acquisition de nouvelles compétences ou connaissances. C'est une approche holistique qui vise à améliorer les compétences, les attitudes et les comportements. Cela inclut la participation à des formations, la lecture d'articles et de publications pertinentes, l'assistance à des conférences, mais aussi le partage des connaissances avec les pairs, la réflexion sur la pratique personnelle et l'adaptation en conséquence.

Pour l'infirmier en oncologie, les avantages du DPC sont multiples :
- **Amélioration des soins aux patients :** En se tenant informé des dernières avancées et recommandations, l'infirmier peut offrir des soins de pointe, basés sur les preuves les plus récentes, assurant ainsi les meilleurs résultats possibles pour ses patients.
- **Épanouissement professionnel :** La maîtrise de nouvelles compétences, techniques ou

connaissances renforce la confiance et la satisfaction professionnelle, contribuant à prévenir le burnout.

- **Collaboration interdisciplinaire :** En partageant ses connaissances et en apprenant des autres spécialités, l'infirmier renforce les liens interprofessionnels, favorisant une approche collaborative des soins.
- **Reconnaissance professionnelle :** La démonstration d'un engagement envers le DPC peut ouvrir la porte à de nouvelles opportunités de carrière, qu'il s'agisse de postes de leadership, d'enseignement ou de recherche.
- **Adaptabilité :** Dans un environnement médical qui change à une vitesse vertigineuse, être proactif dans son développement professionnel assure une meilleure préparation aux changements et défis à venir.

Le développement professionnel continu n'est pas un simple parcours ; c'est un voyage, un état d'esprit. Pour l'infirmier engagé, c'est un pacte renouvelé chaque jour pour offrir le meilleur de lui-même, au service de ses patients et de sa vocation.

Chapitre 18:
RESSOURCES ET RÉFÉRENCES

Organisations
et associations professionnelles

Dans la complexité de la sphère médicale, et plus particulièrement dans le domaine de l'oncologie, les organisations et associations professionnelles jouent un rôle majeur. Ces entités apportent soutien, ressources, et représentation à leurs membres, agissant comme des phares dans le paysage souvent tumultueux des soins de santé.

Les organisations professionnelles ont une portée variée, certaines ayant une envergure internationale, d'autres se concentrant sur des questions nationales, régionales ou même spécifiques à une spécialité. Mais quels que soient leur taille ou leur champ d'action, elles poursuivent des objectifs communs :

- **Formation et éducation:** Elles proposent des opportunités de formation continue, des ateliers, des conférences et des symposiums pour aider leurs membres à rester à jour dans leur domaine.
- **Recherche:** Beaucoup d'entre elles soutiennent ou mènent directement des études et des recherches pour faire progresser le domaine de l'oncologie.
- **Plaidoyer:** Ces organisations représentent leurs membres auprès des instances législatives, gouvernementales et des décideurs, en plaidant pour des politiques favorables et en défendant les droits et intérêts des professionnels de santé et des patients.

- **Réseautage:** Elles offrent des plateformes où les professionnels peuvent échanger, collaborer et partager leurs expériences et leurs connaissances.
- **Ressources:** Des guides de pratique, des articles, des bulletins d'information et d'autres matériaux sont souvent mis à disposition pour appuyer les membres dans leur pratique quotidienne.
- **Reconnaissance:** Ces associations peuvent offrir des certifications ou des distinctions, reconnaissant ainsi l'excellence et l'expertise au sein de la profession.

Quelques organisations et associations emblématiques dans le domaine de l'oncologie pourraient inclure :
- L'Organisation européenne de recherche et de traitement du cancer (EORTC)
- L'American Society of Clinical Oncology (ASCO)
- La Société française d'oncologie (SFO)
- L'International Society of Nurses in Cancer Care (ISNCC)

Pour l'infirmier en oncologie, s'engager activement au sein de ces organisations peut offrir une multitude d'avantages, de l'enrichissement professionnel à la création de liens durables avec des collègues du monde entier. Ces associations, en rassemblant des individus autour d'un objectif commun, renforcent la profession dans son ensemble, contribuant ainsi à l'amélioration continue des soins en oncologie.

Ouvrages et publications recommandés

Pour tout professionnel de la santé évoluant dans le monde complexe de l'oncologie, la littérature spécialisée constitue une ressource inestimable. Elle offre des connaissances approfondies, des études de cas pratiques, des découvertes récentes et bien d'autres informations essentielles. Voici une sélection d'ouvrages et de publications particulièrement recommandés pour les infirmiers en oncologie :

Ouvrages fondamentaux :
- **"Oncologie pour l'infirmière"** par Jeanne Phillips : Un manuel complet qui couvre les fondamentaux du soin en oncologie, des bases biologiques du cancer aux approches de traitement.
- **"Guide pratique de l'infirmière en oncologie"** par Laura Ollier : Une ressource incontournable qui aborde les spécificités du rôle infirmier dans la prise en charge du patient atteint de cancer.
- **"Gestion de la douleur en oncologie"** par Marie-Claire Groheux : Cet ouvrage se penche sur les stratégies d'évaluation et de prise en charge de la douleur chez le patient oncologique.

Journaux spécialisés :
- **"Journal of Clinical Oncology"** : Publié par l'American Society of Clinical Oncology, ce journal est une source majeure d'articles de recherche, de revues et de commentaires dans le domaine de l'oncologie.
- **"Cancer Nursing Practice"** : Centré sur la pratique infirmière en oncologie, ce journal aborde les défis et les enjeux du métier, tout en proposant des études de cas et des approches innovantes.

Ressources sur la communication et l'éthique :
- **"Difficult Conversations in Medicine"** par Elaine Stavert : Un guide pour naviguer dans les discussions délicates avec les patients et leurs familles, des

annonces de diagnostic à la planification des soins en fin de vie.

- **"Ethique en oncologie : Une approche pratique"** par Isabelle Martel : Cet ouvrage se penche sur les dilemmes éthiques couramment rencontrés en oncologie et propose des stratégies pour les aborder.

Ressources sur les innovations :

- **"Technologie et innovation en oncologie"** par Sylvain Delafontaine : Une exploration des avancées technologiques récentes en oncologie et de leur impact sur la pratique clinique.

Guides pratiques :

- **"Pharmacologie en oncologie : guide pour l'infirmière"** par Corinne Bruna : Un ouvrage de référence sur les médicaments utilisés en oncologie, leurs mécanismes d'action, leurs effets secondaires et leur administration.

- **"Soins palliatifs en oncologie : approche infirmière"** par Claire Deschamps : Un guide complet sur la prise en charge des patients en phase terminale, axé sur le confort, la dignité et le soutien.

Chaque ouvrage ou publication de cette liste est une mine d'or d'informations, de conseils et d'expertise. Ensemble, ils offrent une vue d'ensemble complète de l'oncologie, permettant aux infirmiers de s'armer des connaissances et des compétences nécessaires pour offrir les meilleurs soins possibles à leurs patients.

Sources web
pour une mise à jour continue

Avec l'évolution rapide des traitements et des protocoles en oncologie, il est crucial pour les infirmiers et autres professionnels de la santé de rester informés. Les sources web sont un moyen efficace d'accéder aux dernières nouvelles, aux recherches et aux recommandations. Voici une liste de sources web de confiance pour une mise à jour continue en oncologie :

- Organisations professionnelles et instituts de recherche :
  - American Society of Clinical Oncology (ASCO) : www.asco.org
  - Une organisation leader qui publie régulièrement des recommandations, des lignes directrices et des mises à jour sur les traitements en oncologie.
  - World Health Organization (WHO) - Cancer section : www.who.int
  - Des informations sur la prévalence du cancer, les politiques mondiales et les directives en matière de soins.
  - Institut National du Cancer (INCa) : www.e-cancer.fr
  - Propose des ressources, des études et des actualités sur le cancer en France.
- Forums professionnels et communautés :
  - Oncology Nursing Society (ONS) : www.ons.org
  - Une plateforme dédiée aux infirmiers en oncologie offrant des formations, des actualités et un forum pour échanger avec des pairs.
  - **Cancer Care** : www.cancercare.org

- Propose des webinaires, des formations et des ressources pour les professionnels.
- Portails de revues et de recherche :
  - **PubMed** : www.ncbi.nlm.nih.gov/pubmed
  - Une base de données incontournable pour les articles scientifiques en médecine, avec une section dédiée à l'oncologie.
  - **ClinicalTrials.gov** : www.clinicaltrials.gov
  - Pour suivre les derniers essais cliniques en cours dans le domaine de l'oncologie.
- Ressources pour les patients et le grand public :
  - **Cancer.Net** : www.cancer.net
  - Offre des informations sur le cancer, des actualités et des ressources pour les patients et leurs familles, mais est également utile pour les professionnels.
- Bases de données pharmaceutiques :
  - **Medscape Oncology** : www.medscape.com/oncology
  - Actualités médicales, articles et ressources pharmacologiques dédiés à l'oncologie.
- Technologies et innovations :
  - **Oncology Times** : www.oncology-times.com
  - Met en lumière les dernières innovations, recherches et actualités en oncologie.

La navigation régulière sur ces sites et l'inscription à leurs newsletters ou alertes permettront aux infirmiers et aux professionnels de la santé de rester à jour sur les avancées, les découvertes et les débats actuels dans le domaine de l'oncologie.

- Organisations professionnelles et centres de recherche :
  - Institut National du Cancer (INCa) : www.e-cancer.fr
    - Une référence incontournable pour les informations, recherches et actualités sur le cancer en France.
  - Fondation ARC pour la recherche sur le cancer : www.fondation-arc.org
    - Cette fondation propose des informations sur les dernières avancées de la recherche contre le cancer.
  - Société Francophone d'Onco-Gériatrie (SFOG) : www.sfog.fr
    - Une organisation dédiée à l'onco-gériatrie, combinant la prise en charge des personnes âgées et le traitement du cancer.
- Portails de revues et de recherche :
  - **Oncologie** : www.jle.com/fr/revues/onc/
    - Une revue médicale centrée sur l'oncologie avec des articles et études variés.
  - **Info-cancer** : www.info-cancer.ca
    - Un portail d'information riche sur différents types de cancers, les traitements et les actualités liées.
- Forums professionnels et communautés :
  - **OncoSuisse** : www.oncosuisse.ch
    - Une plateforme suisse dédiée aux professionnels de l'oncologie. Elle propose des formations, des nouvelles, et un espace d'échanges.

- Ressources pour les patients et le grand public :
  - Ligue Contre le Cancer : www.ligue-cancer.net
  - Elle propose une panoplie d'informations pour les patients, mais s'avère également utile pour les professionnels grâce à ses actualités et ses ressources variées.
- Bases de données et actualités pharmaceutiques :
  - **CancerOuvert** : www.cancerouvert.fr
  - Une base de données et d'actualités dédiées à l'oncologie. Elle met l'accent sur les nouveautés thérapeutiques.
- Réseaux de professionnels :
  - Association Francophone des Soins Oncologiques de Support (AFSOS) : www.afsos.org
  - Cette association se concentre sur les soins de support en oncologie et propose des formations, des recommandations et des actualités.

Ces ressources sont essentielles pour tout professionnel souhaitant se tenir au courant des avancées en oncologie dans l'espace francophone. Il est recommandé de les consulter régulièrement et de s'abonner à leurs newsletters ou alertes pour ne rien manquer.

Retrouvez chacun de mes livres publiés sur Amazon sur le lien suivant :

https://www.amazon.fr/dp/B0CP8T3K57

Pour un prix unitaire beaucoup plus intéressant, vous pouvez également acheter l'intégralité de mes livres en format e-books (pdf) sur le site internet suivant :

http://espaceformation-ide.com

Avec toute ma considération…

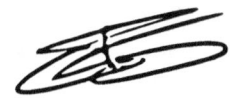

www.ingramcontent.com/pod-product-compliance
Lightning Source LLC
Chambersburg PA
CBHW062314290526
45794CB00005B/1795